我這樣做，戰勝了癌症

一個普通人如何從內而外改變體質，真正打造出抗癌性

Chris Beat Cancer

A Comprehensive Plan for Healing Naturally

克里斯 · 沃克（Chris Wark）——著

王姿云——譯

遠流出版公司

本書內容不代表出版社立場，讀者若有任何疾病相關的疑問，建議應向相關醫療院所諮詢。

目次

前言

清晨時分，街上的路燈照亮了房間百葉窗的窗緣。我們養的混血哈士奇張開藍色雙眼，頭依偎在腳掌上，向我瞥了一眼，一副「你在幹嘛」的神情。

我試著不吵醒米卡、安靜地走出房間。我的老婆米卡雖然集各種優點於一身，早起卻非她的強項。如果不幸吵醒她，那將像是把一頭棕熊從冬眠中喚醒。我輕輕地滑下床、躡手躡腳地走向衣櫃、慢慢滑開衣櫃門。衣櫃門的輪子在軌道上發出嘎吱聲響，在靜謐的房間內顯得格外刺耳。

我屏住呼吸，隨意拿了雙鞋子和衣服，快速移到門口，作勢叫我們家狗狗跟我來。牠起身甩了一下身體，脖子上的項圈發出叮噹聲，興奮地奔了過來。米卡在睡夢中動了一下又轉過身子。

出了家門，我大口吸進二月冷冽的空氣。我憋住氣，直到胸部和頭部感覺到心臟的跳動，再緩緩把氣吐出、讓肺部收縮，接著開始沿街小跑步。我彷彿《綠野仙蹤》裡的錫樵夫，身體略顯僵硬、不協調，關節、肌肉和筋絡也忙著從睡夢中甦醒、相互配合。路面結冰、崎嶇不平的人行道暗藏危機，但是經過一分鐘的跑帶走暖身後，身體漸入佳境，我也信心大增。

我轉向東邊跑去。早晨的陽光從停車場遠處的樹頂照了過來，將我的臉曬得暖烘烘，舒服極了。我加快腳步，讓每一步成為拉開大腿肌肉的暖身，直到最大極限，接著以全速衝刺的速度奔向陽光處。我感到腿部令人不安的搖晃，彷彿任何一秒都可能與身體脫節。我全神貫注控制步伐，心臟蹦蹦跳，肺部開始刺痛、腳部灼熱，但是我持續向前。我橫越停車場時，眼淚從眼角淌下，風持續地在我身邊呼嘯，我覺得我又活了過來。我如同沒有明天似地向前衝刺，我大聲地對自己說：「我要活下去，我要活下去！」

把治療癌症說成是一場戰役或殊死戰，可能會讓人產生誤解，因為癌細胞並非外來病菌，而是源自於體內的細胞。癌症不只源自於你，更代表著你。腫瘤是身體運作異常的結果。正常細胞病變後出現異常表現，原本用來偵測和消滅病變細胞的系統失靈，進而讓癌細胞快速增生，感染附近組織形成腫瘤或病變。癌症是身體自行生成的病變，因此在給予適當的營養和照顧下也必能自行痊癒。

Chris Beat Cancer 是我多年前替自己部落格取的名稱，主要是精簡好記、朗朗上口又一看就懂。這是我部落格和社群媒體的名稱，成為此書書名再適合不過。然而多年的研究和反思讓我改變了觀點。雖然癌細胞必須死亡或恢復正常才能讓癌症消失，但我不再視癌症為需要消滅或戰勝的敵人，或是攸關勝負的殊死戰。癌症不是場戰爭，而是急需治癒的病兆。

本書是向各位分享我的罹癌故事，說明我和其他人採取什麼方法來治療癌症，以及分享我所知道關於營養和生活習慣的健康知識。我從自身經歷和十多年的研究當中，收集了最重要的資訊。各位將在之後的章節看到我整理的研究數據，每個來源絕對經得起考驗。

過去幾年，我認識許多癌症自癒的病患，還有接受傳統醫療失敗後、最後戰勝癌症的患者。這些人並非特例或超人，而是像你我的平凡人。多虧網路和社群媒體，我才能找到這些人，並且比較他們成功治好癌症的方法。我也坐下來與許多人長談過，等到我釐清他們的方法後，赫然發現許多無法忽視的共通特徵。治療癌症的方針即將迎來新紀元、新革命。

我既非醫生也非科學家。我只是個選擇相信營養學和天然無毒性治療、沒有選擇化療的病患。我確診癌症時對健康和人體所知不多，但從那刻起我盡可能吸收知識，也學到了改變一生和重拾健康的知識。我能做到的，各位也能做到。

我們能改變人生，但是這必須建立在徹底改變的決心之上。我們普遍帶著幾分選擇性的無知在過生活，尤其對於健康。一旦各位眼界大開，會發現治療癌症不只一條路可選時，在興奮之餘，可能也會感到困惑、害怕、猶豫和壓力。

我女兒還小的時候，我們養了一隻黑白貓。牠三個月大的時候，我把牠抱到庭園跟我們一起玩，我一踏出家門，牠頓時全身緊繃，利爪深深刺進我的手臂裡。我摸了摸牠的頭、輕撫牠，試圖讓牠冷靜下來，但卻沒有任何效果。

我把牠放到草地上時，牠立刻衝到樹叢裡躲起來。我把牠從樹叢裡引出來、抱到空曠的草地上，牠又跑回樹叢裡。我突然意識到牠正在經歷資訊超載，外界的模樣、聲音還有氣味，讓牠無法反應過來。牠只是憑著直覺在保護自己。

之後我們每天帶牠出門，經過幾個禮拜戒慎地探索後，牠終於開始爬樹、狩獵小鳥、追趕松鼠、對抗鄰居的狗狗和在陽光下安心地午睡。

健康和治療或許對各位而言是全新的領域，但是用不著害怕。勇敢踏出去、敞開心胸、盡力吸收手邊的知識。各位有能力學習成長、推測真相和挖掘能恢復健康生命的正確道路。

這些資訊都是公開的，開放給任何想取得的人，但前提是必須是知識的探索者。任何不願接受新知、認為自己是萬事通的人都無法改變現狀。

我第一個分享經驗和信念的對象是我很親近的好友凱西。我曾跟她坐下來、長談我為何放棄可能造成更多傷害的療程，而選擇利用營養和自然療法來協助修復身體。在很長的對話後，她跟我說：「克里斯，我知道你是對的，我的內心告訴我你是對的。我不用非要接受化療，我內心深處非常排斥化療，化療會毒害身體，非常可怕。你說的每句話都很有道理……」但是她在生理、精神和情緒上疲憊不堪，而且還面對來自家人和醫師的莫大壓力。儘管她的直覺和內心出現反對聲音，她仍選擇繼續原本的治療。

凱西接下來的故事再典型不過。化療起初或許能緩解癌症，但是不出幾個月，癌症又會捲土重來、加重病情。她接受了更高侵略性的治療，導致健康被破壞殆盡。她在一年內撒手人寰，留下丈夫和三個青少年女兒。每次我看到有人歷經多次殘酷的癌症療程、承受無盡痛苦後死亡，我就越發堅定，想向世人分享訊息，一個充滿希望的訊息，那就是癌症是能被治癒、修復的。

許多人經常認為追求自然療法的人是「反科學」，但是事實並非如此。我熱愛科學，也很熱衷科學研究，尤其是營養科學，也因此我在書中引用了大量的科學文獻。我為這本書竭盡所能收集了來自各界、良善有力的科學證據，以便各位能做出有利於改變自身生命和修復健康的最佳決定。

第一章 誤入叢林

生病了才知道健康的重要。

——湯瑪斯・弗樂

我滿二十六歲那年，事業開始扶搖直上。大學畢業後我娶了畢生摯愛，買下三十間房、組成新樂團，準備發行專輯以及巡迴表演，還收到NBC電視台的來電，邀約參與實境秀節目試鏡。我從小相信自己將來必定能創造一番偉大成就，而起飛中的事業令我信心滿滿，期待早日向世界證明自己。我每天早上興奮地從床上一躍而起，對生活充滿幹勁，我感覺所向無敵，等不及迎向那燦爛的未來，卻壓根不知道五個月後，我所有的人生計畫必須被迫停擺，讓位給一場與生命拚搏的殊死戰。

高二那年我與米卡相遇。之前的暑假她在跟我的朋友羅斯交往，但我們沒見過面。米卡烏黑的秀髮中摻雜著一縷金色挑染，她穿著Vans的鞋子，背包上有我最愛的《怪人合唱團》的刺繡徽章。我深受她的魅力吸引，歷史課故意坐在她旁邊。我總是逗她笑，逼得老師不得不把我們分開，各自坐在教室兩側。幾個月後，米卡和羅斯分手，但是我們繼續保持朋友關係。由於交友圈重疊，我們常常在周末當地的搖滾龐克音樂會碰到彼此。

高中畢業後，米卡和我上了同一個大學就讀。大一那年，多數的朋友陸續加入兄弟會或姐妹會，我倆卻始終對參與這類社團興趣缺缺，反而花更多時間陪伴彼此。第一學期結束後我們正式交往。六年後的一個情人節，我向米卡求婚。三個月後，我從曼菲斯大學取得商學位，卻對工作沒一點頭緒。

我們的婚禮訂在九月，米卡當時有一份全職工作，獨自在外租屋，而我則搬回家裡，在 J. Crew 服飾店打工，負責摺衣服和管理試衣間。眼看婚禮近在咫尺，我有壓力要找到一份與我學位相稱的工作。幾場面試後，我選擇到財務管理公司就職。在前輩用心指導下，我建立了珍貴的客戶人脈，薪水足以應付生活開銷，卻始終甩不開自己入錯行的感覺。我喜歡幫助客人，但是對保險和投資沒有太大熱忱。我雖然不排斥穿西裝打領帶，但總覺得是在穿著戲服，那種彆扭感一直是如影隨形。

有一天，在一場例行的週會上，我聽著上司口沫橫飛地講述投資策略，看他不停用領帶擦拭眼角淚水，我赫然驚覺在場的同事沒有一位是我嚮往成為的對象。我無法想像為了五斗米終生待在自己不感興趣的行業裡打轉。

我大學時期的夢想是成為房地產投資客，還記得我對財經業不滿程度達到巔峰時，曾在一個月內買下四間房。開始的過程雖然艱辛，但是我卻很享受搶在他人以前找到賣家、討價還價、重新裝潢等中間過程。我一心嚮往打造讓我財富自由的事業，以便早日脫離社畜生活。那年年底，米卡和我入手十七間房，而我也辭去財管的工作，準備專心投入房地產事業。多虧幾位古道熱腸的前輩和知名的美國次級房貸危機，米卡和我在短短兩年內購入三十一間房。隨著投資事業起飛，我在曼菲斯地產界也闖出了名號。

在這同時，我與老朋友、鼓手兼小舅子布萊德・比恩成立了新樂團，我擔任主唱和吉他手。當時的我秉持務實的態度，沒期待靠樂團表演賺錢，而距離我上次參與正式樂團也已經是四年前的事了。我重新站上舞台，開始四處表演，樂團也很快漸入佳境。

那年夏天，另一名好友克雷・賀利告訴我ＮＢＣ正在幫新的實境秀節目找人。他認為我是理想人選，提議幫我製作試鏡帶，我從善如流答應了。徵選團隊對試鏡帶很滿意，邀請我去參加現場試鏡。我將塵封已久的西裝從衣櫥拿出來，開車前往納許維爾，在飯店房間與兩名製作人見面。我覺得面試過程相當順利，直到接近尾聲時，其中一位製作人說：「好的，克里斯，現在麻煩你對著鏡頭，向川普說明你為何夠格成為《誰是接班人》的參賽者。」

這突如其來的問題殺得我措手不及，除了能跟地產大亨川普共事以外，我其實對這個全新節目一無所知。加上面對鏡頭，我的表現變得有點扭捏，只記得說了類似「川普你好，我是你著作的粉絲……」之類的蠢話，剩下的就消失在尷尬的記憶漩渦裡。當時的我很沮喪卻不意外沒收到後續通知。不過塞翁失馬、焉知非福，誰知道沒選上《誰是接班人》其實是好事一樁，因為我正為一個棘手的問題所苦。

那就是我的腹部時不時會出現鈍鈍的痛感，但症狀來得快去得也快。那是一種深沉卻不明確的痛，只知道自己不舒服，卻說不上哪裡痛。有時痛感還會加劇，演變成令我冷汗直流的劇痛。我還記得當時心想：這是怎麼一回事？這應該不正常……希望一切沒事。這樣的狀況一路惡化，直到變成：糟糕，又來了。身為典型的忙碌大男人，我連續幾個月不斷忽略它，想說可能是胃潰傷之類的小問題，很快身體就會痊癒。我的身體不停發出警訊，而我卻選擇視而不見。

我向來認為人體有自動修復的功能，面對這樣的情況，我一如往常般認為身體會自動康復，不過這次有別以往。除了疼痛的症狀開始加劇外，上廁所時出現黑便，偶爾還夾雜著鮮血。我經常半夜被痛醒，渾身冒著冷汗，伴隨想上廁所的感覺。然而早上起來一切又恢復正常，也因此讓我有藉口拖著沒去看醫生。消化系統疾病是最糟糕的病痛，因為享受美食的樂趣全被剝奪了。當飲食變成疼痛的來源，人會自動停止進食，身體想當然爾也跟著每況愈下。我身高一百八十七公分、體重六十八公斤，精瘦的身材沒有太多的脂肪可以消耗。多數時候疼痛感會在晚餐後約莫一小時出現，有時則在午餐後。

疼痛的症狀日益加劇，經過幾個晚上飯後痛到縮在沙發上後，米卡終於說服我去看醫生。醫院幫我抽血、照X光，卻除了輕微貧血外找不到別的病因，還被誤診為胃潰瘍。腸胃科醫生發現沒對症下藥後，決定進行胃鏡及大腸鏡檢查，這代表醫生要拿著一個管狀鏡頭插入「暗無天日」的地方好好看一看，另一個則是從喉嚨進入。

我意識恢復時米卡在我身邊。我們在一個小房間裡，有簾子隔著，而我還躺在輪床上。醫生進來，身旁跟著一名護士，他告訴我們他在大腸裡發現一個高爾夫球大小的腫瘤，他們已將腫瘤切片送去化驗。

由於麻藥的關係我還有點昏昏沉沉，腦袋的轉速尚未恢復正常。眼前的景象有點像難以理解的夢境，我太困惑了，情緒一時無法反應過來。米卡在護士的肩膀上啜泣了起來，而這位護士剛好是我們教會好友的母親。她簡直是上帝派來的天使，為當時無助的我們提供了無法言喻的安撫力量，也成為我日後抗癌過程的貴人之一。

隔天早上七點多電話響起，醫生打來通知我罹患癌症。他說：「我們要開刀切除腫瘤，以免病情擴散。外科醫生會盡快打給你安排手術時間。」從那刻起我的恐懼成真，人生也被迫按下了暫停鍵。那天是十二月二十三日，聖誕節前兩天。我二十六歲，確診癌症。

如同多數人，我第一個反應是「真的嗎？這是我的人生？我是那個年紀輕輕就得絕症的人？」確診癌症的結果令我感到徬徨無助、脆弱不堪。我瞬間成了眾人同情憐憫的對象，而我極度厭惡這種感受。我的尊嚴毀於一旦，被迫吞下罹癌的不堪事實。

我們告訴親朋好友時，所有人震驚不已。多數聽到時啞口無言，不知如何是好。我當初也是如此。

在確診罹癌前，我認為我是人生的掌舵者，能夠決定人生的方向，但這顯然是個幻覺。我們遲早要面對各種意外之事，提醒人生無常以及有多少難關不在我們的掌控之中。這是名副其實的走投無路。

我跟太太都是基督徒，我們相信耶穌。我們也相信聖經是上帝的話語、永恆不變的真理。我確診癌症時，我們是獨立教會的教友，星期天早上我還固定參與敬拜讚美的樂團演出。

但是我堅定的信仰遭受挑戰，我無法不去想：「神呀，為何癌症降臨在我身上？為何挑上我？我是好人，想要積極創造人生！」我也不禁提出經典的疑問：「為什麼不幸的災難要降臨在好人身上？」在我糾結的過程中，我想起了《羅馬書》第八章二十八節：我們曉得萬事都互相效力，叫愛神的人得益處，就是按祂旨意被召的人。

我不知道我為何罹癌，但是我相信上帝自有安排，也相信祂會讓這個劫難到頭來成為我的福音。等到下週日時，我們在教會裡向所有教友宣布了這個消息。我忐忑不安，哽咽地背誦了《詩篇》第三十四章第十九節：義人多有苦難，但耶和華救他脫離這一切。

本來應該打給我安排手術的外科醫生忘了來電。這其實又是一個因禍得福。這段期間，我的父親將我的情況告訴了他的同事，這位同事拜託了另一名腸胃科醫生幫我進行第二次診斷。他立刻幫我看診，還將我轉介給曼斐斯最好的腹部外科醫師。

我跟新的外科醫師見面，也安排了手術時間，打算用腹腔鏡手術進行一般的腸切除術。他說他要開微創手術，也就是只開幾個小切口，足夠鏡頭和儀器伸進去。我問他有幾次的經驗，他說「上百次了」，聽起來是名經驗老道的醫師。

那年家族的聖誕節聚餐瀰漫著一股沉重的哀傷和憂慮，我試著表現正常，但是卻顯得惺惺作態。所有人都知道我生病，但多數人隻字不提。畢竟還能說什麼？我是屋裡的病灶，那頭房間中罹癌的大象。

手術前一天，我除了果凍以外不能吃任何固體食物。米卡跟我上完教會去吃了中式自助餐，相較於她滿滿一盤很香的食物，我只吃了三個不同顏色的果凍。按照醫生指示，我喝了大量的聚乙二醇清腸藥，以幫助我當晚清理腸子。

十二月三十日

手術當天，米卡和我早上七點準時到達醫院、進行報到，接待我的女員工在她的小隔板上貼了一張紙條。

耶和華是我的牧者，這就是關係。／我必不致缺乏，這就是供給。／祂使我躺臥在青草地上，這就是休憩。／領我在可安歇的水邊，這就是提神。／祂使我的靈魂甦醒，這就是痊癒。／祂為自己的名，這就是標竿。／引我走正義路，這就是指引。／我行過死蔭幽谷，這就是考驗。／也不怕遭害，這就是看顧。／因為祢與我同在，這就是虔誠。／祂的杖，祂的竿，都安慰我，這就是戒律。／在我敵人面前，你為我擺設筵席，這就是希望。／你用油膏抹了我的頭，這就是祝聖。／使我的福杯滿溢，這就是富足。／我一生一世必有恩惠慈愛隨著我，這就是祝福。／我要住在耶和華的殿中，這就是避難所。／直到永遠，這就是永恆。

——《詩篇》第二十三章

她的紙條在當下那一刻對我而言是莫大的鼓勵。我請她幫我影印一份，她也照做了。我雖然不知道她叫什麼名字，但是我很感謝上帝在接待處為我安排了這麼貼心的人員。

我報到後，他們帶我到手術前的等候區，我脫下衣服換上手術袍、在輪床上躺了下來，手被打起點滴。醫生、護士和醫院人員來回走動，鞋子上罩著藍色套子以保持地板乾淨。他們過著無癌的正常生活，令我心生妒忌。

終於輪到我了。兩名護士將我推向走廊另一端，我躺著看天花板的燈管從眼前掠過，轉了一個彎後，溫度頓時下降許多。

「為了預防細菌滋生，手術室溫度較低。」其中一名護士機械般地說道。兩扇門開啟後映入眼簾的是手術室，裡頭有六個人已經穿戴整齊，手套、口罩、手術袍和護目鏡，一應俱全。我只看得到他們的眼睛，而他們也看著我。氣氛有點詭異。

那刻我找到了平靜。我知道上帝自有安排，而我不必害怕。我相信祂，如果出任何差錯我也準備好要見祂了。麻醉醫師探過頭來問：「你準備好了嗎？」

「好了。」

我深呼吸後閉上眼睛。

術後，我在術後等候區醒來。我的老婆和岳母都在旁陪我。我麻藥還沒退，雖然想說話卻只能發出呻吟和咕噥聲。我事先交代米卡把攝影機帶來，以便術後我能記錄之後記不得的東西。我居然成功將攝影機打開，錄了幾秒後又關掉昏睡過去，但我成功捕捉到了我人生中最脆弱、無助的一面。（讀者可在 www.chrisbeatcancer.com/surgeryvideo 查看這段影片）

「先生醒醒，我必須把你換到這張床上。」

一連串的想法逐漸在麻藥退去的腦袋中浮現：我在哪裡？醫院病房……手術……有人在跟我說話。

一名護士想要把我從輪床移到床上。我試著翻身，腹部卻一陣緊繃，彷彿被一條線緊緊綁住，任何一個動作就會讓腹部迸裂開來。我陷入恐慌，不敢亂動，而護士繼續原來的指示，說話口氣如同說服住飯店的小孩從一張床移動到另一張床。在許多人的幫助下，我慢慢移到另一張床躺下後又昏了過去。

術後的第一個晚上簡直是場惡夢，我人生中最糟的夜晚。我只想要好好睡覺，但是護士每個小時都會進來，把我叫醒量體溫、血壓或翻身，以至於我無法休息。不過感謝上帝，負責的護士很溫柔，她每次進來我都感到一陣祥和。

隔天，護士幫我換繃帶。她撕掉舊繃帶時，我往下看，驚覺腹部中間有一個約莫十五公分的垂直傷口。醫生切開了我的腹肌，難怪我一直有股腹部要迸裂開來的感覺。我既困惑又驚奇。

「喂，他們把我的肚臍切成兩半了。」我口齒不清地說道。

十二月三十一日

外科醫師進來，說明病況比他們原本預期的還要糟。他把鏡頭伸進去看一看後，覺得情況不太樂觀，改成傳統手術。癌症似乎已經從腫瘤擴散到附近的淋巴結。他移除了四十九個淋巴結，四個化驗後呈陽性。我現在是癌症第IIIC期。當天稍晚，一名腫瘤科醫師進來自我介紹，告訴我手術復原後要接受九到十二個月的化療來避免復發。

我住院期間，一名醫學院學生跟著住院醫生巡房。他看起來骨瘦如柴、皮膚蒼白、蠟黃，還有很重的黑眼圈，如同一具行走的僵屍。我不禁心想，天呀，這傢伙看起來比我還糟。

當時的我決定要遵從醫生任何指示。我認為他們會以我的福祉為最大考量，也會盡全力治好我。然而，我在醫院發生了兩件事，讓我對傳統醫學的信任開始產生動搖。第一件事是午餐。

在我三分之一的大腸被切掉後，醫院餐廳提供的第一餐是史上最糟糕的食物：邋遢喬三明治——不知來源的絞肉搭配番茄醬烹煮成肉醬，接著把一匙的量放到漢堡麵包上。你不要妄想在餐廳菜單上找到這項食物，因為只有露營者、士兵、囚犯有機會品嘗這道佳餚，而我萬萬沒想到的是，對象居然還有像我這樣的癌症病人。

高劑量的止痛藥和多天未進食都無法讓我忽略這明顯會置病人於非命的垃圾食物。我問了老婆：「他們不是應該提供更健康的食物嗎？我很確定現在的我不能吃這種東西。」

腸胃能正常蠕動是判斷大腸手術是否成功的關鍵，而要知道是否正常，人就必須進食。與其把這三明治送回去換成像肉餡餅等一樣糟糕的食物，我只好勉為其難地吃了下去。隔天站著洗澡時，我歷經了史上最奇異又嚇人的排便經驗。好消息：腸胃運作正常。壞消息是打掃廁所的人要辛苦了。我必須強調那是第一次也是最後一次。

經過五天四夜的奢華住院後，醫師宣布我能出院了。外科醫師來看我最後一次。我很擔心我吃到不對的食物，而把剛動好的手術搞砸，因此又問了他在身體修復期間，有沒有什麼需要避開的食物。他回答：「沒啦，不要提重物就好，比啤酒重就不行。」我緊張地笑了一下。食物和健康不應該息息相關嗎？我深感困惑，覺得事有蹊蹺。

出院後，我回到家靜養。家人和教友是天賜的祝福，大家帶了食物來給我，還一起禱告，協助我任何需要幫忙的事物。我仍然服用大量的止痛藥，第一週幾乎在沙發上躺著看電影、睡覺中度過。我的朋友帶了幾部影片來給我，但內容太爆笑，我看完第一集後就關掉了。我學到重要的人生課題：腹部開刀後不宜觀看喜劇。

我第一週持續服用止痛藥物，但是不想把藥吃完。我厭倦服藥後昏昏沉沉的感覺，也直覺認為這有礙身體康復。幾年後，我發現有研究指出像嗎啡這類以鴉片為主成分的止痛藥會刺激和加快癌症擴散。[1] 我也發現像我一樣在術後服用高度成癮性止痛藥的患者，有十分之一的病患有機會上癮，成為長期使用者。[2] 我的直覺是對的，停藥後我的腦袋變得較為清醒，我開始思考接下來的人生。做為一名癌症病患，我在想明年的我會是什麼模樣，我還剩多少時間，還能不能生小孩，我的人生會以什麼樣子落幕。我會活到高齡看著兒孫長大，還是英年早逝？

起初我打算接受化療，但是我越想越不對，內心形成了一股排斥感。要說是直覺或第六感都好，我對化療始終懷著無法言喻的焦慮感。這件事很重要，因為當時的我比一般無知的癌症病患還要更無知。我從來沒有跟癌症交手過的經驗，也沒有任何朋友或家人罹患過癌症，所以我對化療的瞭解少之又少，只知道化療破壞性極強，據說能殺死所有癌細胞，卻會讓你看起來病懨懨，開始掉頭髮，一副一腳踏入棺材的模樣。我人生中看過最憔悴不堪的人都是癌症病患，而我唯一認識的兩個癌症病人都不是我的家族親戚。我的牧師是抗癌成功的病患，在我認識他多年前曾罹患非何杰金氏淋巴瘤並已接受治療。另一名教友也曾確診癌症，他在印刷業服務，生病前的禮拜天早上敬拜都由他負責打鼓。教友常常談到他，但是我從來沒看過他，只有一次的禮拜天早晨瞥見他的身影。他當時童山濯濯、面容枯槁，衣服掛在他骨瘦如材的身子上。他的皮膚蠟黃、眼窩凹陷，一副羸弱不堪的樣子。他當時戴著醫療口罩，我無法想像他當時的情況。他在我見到他不久後過世，那次的經驗在我心中留下了難以抹滅的印象。

對於接受化療，我越想越不對勁，因為藉由毒害身體來恢復健康是不符合常理的作為。我的內心陷入了天人交戰。我跟老婆一同向上帝禱告，感謝祂為我做的安排，請求祂治療我，並且如果有化療以外的方法，也請給我一個徵兆。

兩天後，一本書出現在我家門口，寄件人是我父親認識的一位客戶，人住在阿拉斯加。我那天開始翻閱那本書，發現作者在一九七六年罹患大腸癌，他看到自己母親和許多教友接受癌症治療後飽受痛苦折磨後死去。因此他決定不接受傳統醫學治療，而是徹底改變飲食和作息。他改成生機飲食、攝取果汁，一年後他的癌症消失得無影無蹤。他沒有開刀、沒有化療、沒有放療。他還活著，三十年後身體依然無恙。

我越讀越興奮，這本書讓我對健康、營養、癌症和癌症治療開啟了全新觀點。他的故事讓我重拾恢復健康的希望。如果他能戰勝大腸癌，或許我也能做得到。從那刻起，我決定當自己健康的主人，徹底改變飲食和作息，以及竭盡所能促進身體痊癒。

我興致勃勃、滿懷信心，迫不及待告訴所有人我的想法。我打給正在上班的老婆，告訴她我想要自然痊癒、捨棄化療。她覺得我瘋了。我老婆的家族似乎有心電感應能力，一人知情所有人跟著知道。立意良善的親戚開始打給我，說了許多勸退的話，像是「你要照著醫生指示去做呀。他們專業人士一定知道最好的治療方法。你不覺得如果有更好的方法，他們應該會優先知道？非傳統療法沒有效用，我知道有人試過，結果死了……」

這是我沒想過的壓力。所有我認識的人，包含我太太都堅持我要接受化療。我不怪他們，畢竟他們愛我、希望我能活下來。我知道他們好意想幫忙，卻在過程中增加了我許多無形的焦慮和困擾，感覺所有人都在鼓勵我打退堂鼓。

就像多數的癌症病患，為了安撫我周遭的人，我勉為其難地去看了腫瘤科。我預約看診的時間是二〇〇四年一月十四號。醫院的停車場停得滿滿，等候室也擠得水洩不通。米卡和我找到位子坐下，我打量了一下其他癌症病患，好奇有沒有其他跟我年齡相仿的人。完全沒有。所有人的年齡都大了我好幾輪。這感覺很離奇，一群日薄西山的老人中坐著一個二十六歲的年輕人，留著一頭蓬鬆的亂髮和八字鬍。我跟這裡完全格格不入。

等候室的電視開著，晨間節目的其中一位來賓是八十九歲的健康達人傑克・拉蘭內（Jack LaLanne）。傑克一出場就活力滿滿，滔滔不絕地說著現代飲食中的加工食品其實是疾病的罪魁禍首，而蔬果和果汁組成的飲食能促進健康。他說：「任何人工食物，拒吃就對了。」

叫到我的名字後，他們把我們帶去更小的等候室等候，然後又到單獨的房間繼續等待。腫瘤科醫師最後終於進來了，他一臉冷酷、板著臉孔。他先講述了一段說給癌症病人聽的樣板說詞，告訴我如果接受化療，我有六成的機會可以活過五年的時間。我一週前開始了生機飲食，想詢問他關於這方面的訊息，他說我必須停止，因為那將「影響化療」。我問他目前有沒有其他治療方法，此話一出，他的表情驟變，他盯著我的眼睛說道：「目前沒有。如果你不化療，就是死路一條。」

當下恐懼的大浪向我襲來，接下來的診察內容只剩模糊的記憶。他的語氣充滿高傲和自負，他講得越多我越無助。我想要起身逃離那裡卻無法這麼做。在他說教的過程中，他說了一句令人覺得無厘頭的話。他說：「聽著，我這麼說不是因為我缺你這一個病人……」

看診結束後，我如同被催眠般，醫生的話完全說服了我。我離開前，我預約了往後幾週要植入化療導管，也就是化療開始前的下一步。我的信心徹底粉碎，只剩下灰心喪志、提心吊膽的心情。米卡和我在停車場上的車裡痛哭。

接下來幾週，我努力禱告、專心思考，只為了求得鼓勵和指引。我回想起醫院那健康零分的食物，想到會讓我身體雪上加霜的化療，想到那本寄給我的書，還有等候室電視節目上的傑克。我思考了腫瘤科醫生說的所有事情以及他對待我的方式。我突然發現上帝回應了我的禱告。我請求祂開示另一條道路，而祂已經給了我徵兆。在我眼前是兩條路，我必須做出抉擇。

在我左手邊是一條寬敞明亮、通往現代火車站的道路，人們在此搭乘美麗舒適的先進高速列車——化療列車。我如果選擇這條道路，我能得到滿滿的祝福和支持。身旁的人會替我加油打氣。我所有的需求都能被滿足。雖然外表一切光鮮亮麗，但我知道我在踏上那班列車的那刻，就是痛苦折磨的開始。我知道一旦上了車就很難下車。沒有人能告訴我列車的終點站。他們會讓我在康復村下車嗎？

還是他們會在終點站時把我踢下車，告訴我「抱歉，我們盡力了」。如果不幸死了，我在所有人的心中將成為一名勇敢、堅強的抗癌烈士。

而我的右手邊則是一條佈滿雜草的道路，通往未知的叢林，我必須獨自在黑暗中披荊斬棘。入口還有一個告示牌寫著「生人勿進」，所有的人也告訴我不要往那裡走。我知道一旦選擇這條路，我會失去所有人的支持，必須獨自完成旅程。如果我沒成功走出森林、死在路上，我會成為那個不願乖乖做化療的頑固白癡，人生也會變成一則警示寓言：「不聽醫生言，就死在面前。」

兩個抉擇都令我心驚膽顫。

隨著植入化療管的日子一天一天逼近，懼怕和焦慮不安也日益漸增。我內心無法化解排斥化療的想法。植入日終於到來，而我也決定不赴約。我本來以為一切就算了，但是癌症醫院沒打算這麼簡單放我走。他們開始打電話來家裡、留話請我重新預約。好幾次我回家看到電話答錄機上閃爍的燈，我不敢按下播放鍵以免再聽到相同的留言。接著他們寄了一封正式信函給我，要我回診。

今天暫時停止

我罹癌第一年的生活跟電影《今天暫時停止》的情節十分相似：一年如一日。每天早上太陽從百葉窗探進頭來，我醒來，感到溫暖舒適、心情舒暢，接著想起得了絕症，恐懼瞬間襲來，嚇得我冷汗直流。我總是在活在病情不知在惡化還是好轉的焦慮中。我起床後忙於日常生活，暫時忘記癌症的事情。但是只要每次打開收音機或電視，聽到「癌症」兩個字，我又會再度陷入惶恐和不安。

儘管惶恐不安，我堅持我原來的計畫，繼續閱讀和搜尋能幫助我身體痊癒的資訊，不管是自然療法或是營養學等知識。家母在此時登場。我母親叫做凱瑟琳・沃克，她向來重視養生之道。我還記得小時候，她總是會買全麥麵包而非白麵包，天然穀物而非棉花糖穀片、天然手工花生醬而非甜滋滋的 Peter Pan 花生醬。她還會將優格和果汁冰凍起來製成冰棒。因此，印象中家裡的冰箱總是放著抱子甘藍、克菲爾發酵乳或穀類胚芽之類的東西。

我從來沒仔細注意母親在讀什麼書，但是每個月她床邊的桌子上總是有一疊新書，長期下來她的藏書量相當可觀，主題圍繞著健康、營養學、天然藥物以及非傳統的抗癌療法。通常患有慢性病的人才會關注自然療法，但是我媽從來沒有任何健康問題。她相信預防勝於治療。在我尋求另類療法的過程中，我找到越來越多我想要閱讀的書籍，卻發現我媽的藏書裡早就有這些書了。在過去的三十年裡，她早已經不知不覺替我存好書籍。她也是打從一開始唯一了解也支持我決定的人。

這段期間，我也急切地想要找到其他真實案例，那些以非毒殺式療法治好癌症的人士。在我努力搜尋下，我找到越來越多人。雖然網路上的資訊很少，但是我媽透過書籍和影片發現了一個不公開的網站，裡頭撰文者不外乎是非傳統醫療的醫生、抗癌成功人士和研究人員。每個新發現都讓我對於眼前的抗癌旅程多增添了那麼一點信心。我媽認識一名專攻整合醫學的臨床營養師，提議我去找他看看。幾天後有教友同樣提到他。當時那名營養師開了一間簡陋的兩房診所。第一次碰面時他穿著寬鬆的度假風襯衫、卡其褲和布希鞋。他一人診所的經營模式與我先前造訪的氣派癌症醫院大相逕庭。他的診所感覺不太一樣，那是一種安心感。對於改成生機飲食以及喝果汁來幫助身體復原的做法，他是第一位認可我決定的人。這對我而言是莫大的鼓勵和肯定。

整合醫學通常沒有健保給付，他也需要幫我進行抽血、驗尿、採集唾液、糞便和毛髮等及其他大量的檢驗。這些項目不便宜，但也說不上是貴得嚇人。他想要了解我身體的全面概況，幫我找出病因，補足營養缺陷、幫助身體排毒、加強消化，以及腎上腺和免疫系統功能。

這位營養師將我轉介給羅依・培吉（Roy Page）醫師，一名已屆古稀之年的退休外科腫瘤醫師。他因為想要幫助更多人才重出江湖。培吉一生都採取傳統卻效果不彰、破壞性十足的方式治療癌症病患，但是他從晚年開始將非破壞性的療法加入到療程裡。他也支持我不做化療的決定，這對我又是一劑強心針。培吉每個月定期幫我抽血檢查，施打營養點滴，以及安排多次的掃瞄診斷。

我的治療團隊就位，身體康復計畫也如齒輪般開始轉動，但是第一年非常難熬。有數不清的日子我在恐懼中渡過。就像任何癌症病患，我心存最好的希望，做最壞的打算。我的焦慮指數總是不停攀升，直到報告結果出爐。雖然我很喜歡培吉，卻遲遲無法適應醫院的環境。我總覺得自己像一隻實驗室裡的小白鼠，巴不得盡速逃離。每次離開他的診所時，我總是雀躍地下樓、三步併作兩步地往外衝出去，享受陽光及新鮮空氣。幾天後我接到來電，告訴我檢驗結果，培吉也總是和我一樣興奮。每次聽到好的結果時，我總是不禁鬆一口氣，心中默念感謝神。每次好結果的出現也讓我信心倍增，充滿希望和勇氣。

癌症能很快讓你將生命中重要與不重要的事物一分為二。我發現罹癌前我所在乎的多數事物，現在對我不再有意義，對我而言，現在最重要的當務之急就是守護好我的健康、照顧好老婆以及養兒育女。我很想早日成為人父，但是罹癌似乎讓生育計畫必須無限延期。我很清楚我的時日不多，很可能在接下來十年內撒手人寰。我問米卡是否願意在這樣的前提下完成我組織家庭的夢想，而她也做出了令人佩服的決定。她答應了，也做好哪天送走我後要獨自把小孩拉拔長大的覺悟。她如此愛我，我住院期間，她片刻不離。我沒有睡覺時，她總是會擠上病床，跟我一起追劇。

癌症確診後的四個月，米卡懷孕了。但是家人的反應卻十分兩極，有些人很興奮，有些人卻擔心寶寶來的不是時候。然而不管如何，我們即將迎來我們愛的結晶。一年後我回到醫院，但是這次我握著的是我女兒的小手。我們將她取名為瑪琳・伊莉莎白，這下我多了一個抗癌的理由。

在接下來的幾年裡，我跟多數抗癌成功人士一樣，盡可能將癌症拋諸腦後，不論是避免想到或是談到癌症。我只想回歸正常生活，繼續投資房地產、轉賣房屋、進行客製化裝潢。我們第二個女兒麥坎錫・雷渝二〇〇八年六月出生，剛好是我三十一歲生日後一周。我的樂團也發行了兩張專輯，在美國中西部和東岸辦了巡迴表演。

我的抗癌故事逐漸傳遍開來，許多人開始詢問我關於健康的資訊，例如我為何選擇不做傳統化療而採取另類醫學的療程，這下我也才驚覺我有值得跟全世界分享的重要資訊。

七年後，我開始寫部落格，目的在於提供啟發、鼓勵以及資訊，這些資訊都與飲食和天然、非破壞性的療法來治療或預防癌症有關。我建立了當初徬徨無措、確診罹癌時的我會希望看到的部落格。我知道世界各地一定有人跟我一樣，剛被診斷出癌症，正急切想尋求答案。隨著部落格知名度上升，我收到來自各處的訊息，其中不乏有癌症第四期或是傳統醫療治不好而轉為其他療法抗癌成功的人士。我開始採訪這些人，將他們的故事逐一分享在我的部落格上，我也發現我必須向世人傳遞一則重要的訊息，那就是癌症並非絕症，普通人也能打敗癌症。

我決定「公開」部落格的決定完全改變了我的人生方向。我受邀在廣播電台、電視和電影中分享我的故事。我曾在得獎記錄片 The C Word 和 The Truth About Cancer 中現身說法。我也曾出席過像 The Food Revolution 和 Food Matters 等線上會議，也有幸受邀前往倫敦、莫斯科甚至柬埔寨演講。分享如何預防癌症和尋求治癌解方，成了我一生的志業。

大腸癌第 IIIC 期的五年存活率是百分之五十三[3]，四十歲以下的青壯年過了五年門檻後的第一年還有百分之二十八的惡化、轉移機率，比起其他人多了三成死於癌症的機會。[4,5] 根據國家癌症機構（National Cancer Institute）統計，對於大腸癌第三期的病患，相較於癌症擴散到四個以上的淋巴結病患，三個以下的病患有較高的存活機率，而我卻不幸有四個[6,7]。綜合分析報告也指出腫瘤位於左邊的大腸癌病患存活率相對較為樂觀[8,9]，而我的剛好在右邊。

雖然長期存活率看起來對我極為不利，但今年是我抗癌成功的二十一周年。我很慶幸我還活著。

我必須在此澄清我不是什麼「天選之人」，也沒什麼特別之處。我只是聽從直覺行事，徹底改變生活習慣來幫助身體修復。我將生命中可能導致我罹癌的因子全部清除，從內而外改變體質，將身體打造成癌細胞無法存活的環境。我能做到的事情，我相信各位一定也能做到。

接下來我將跟大家分享過去二十一年的研究心得，包含營養科學以及成功抗癌的案例。

我將娓娓道來我為了康復而徹底改變生活的行為和步驟。我並非這些飲食和生活習慣而痊癒的唯一特例，它們是我所認識成功抗癌案例的共通法則。不管各位在人生健康旅程的哪個階段，不論各位是正在積極抗癌，抑或是想預防癌症找上門，都能將這些作法落實在自己的生活中。現在讓我們一起踏上抗癌旅程吧。

第二章　病者生存

問題不在找到答案，而是面對答案。

——泰瑞司・麥肯南

二〇一〇年，洛瑟里・大衛（Rosalie David）和麥可・季默曼（Michael Zimmerman）兩位研究科學家發表了一篇關於癌症起源的研究報告。他們研究了古埃及和南美洲約莫一千具木乃伊，以及化石和古醫學文獻，試圖在我們祖先身上找到癌症的證據。在上千具的木乃伊中，他們只發現五個腫瘤案例，而且只有一個是惡性腫瘤。[1]

關於現代人口中的癌症，最早的科學文獻在數千年就已出現。十七世紀的文獻首次記載了關於胸部和其他癌症的手術案例。一七六一年，有文獻指出，鼻煙盒的使用者罹患鼻腔癌，一七七五年則有清理煙囪的工人患有陰囊癌，一八三二年出現首起何杰金氏淋巴瘤的案例。部分人士認為，少數木乃伊也有癌症病例這點，就足以消除癌症是「人為疾病」的迷思，不過這並非此說法的主要含意。癌症爆增來自於人類對於居住環境以及生活方式所做的巨大改變。

或許多數人對癌症最大的錯誤觀念就是認為它是某單一疾病。癌症只是一個廣義詞，用來指稱身體裡不同疾病所導致的不正常細胞增生。目前世上有超過兩百種癌症，因此不可能有單一「解方」能將癌症一網打盡。

文明進程的瘟疫

雖然癌症並非單一疾病，但是歷史顯示，人類從工業革命後癌症病例開始直線上升。人類設立工廠，開始大量生產物品，化石燃料、建設材料、紡織業、家具、食品、化學物質等各種先進發明物品紛紛問世。工業革命開啟了現代化生活，為各種便利性提供基礎，包含電力、汽車、飛機、電腦和智慧型手機，但同時也帶來了負面結果：工業污染。許多用於製造現代產品的化學原料具有毒性，而製造過程還會釋放有毒廢棄物，污染我們的空氣、水、土壤、食物以及人體。目前估計有五分之一的癌症病源自於環境污染。[2]

飛機、火車、汽車以及家庭暖氣和工業製造的廢氣與各種慢性疾病息息相關。柴油引擎排放的廢氣也證實與肺癌相關。[3]即使沒吸入廢氣，污染物依然有可能進入我們的身體。燃燒煤炭的發電廠會釋放充滿汞的廢氣到大氣中，最後進入我們的供水和所吃的魚肉裡，尤其像鮪魚這樣的掠食者。幾百年來，工廠不停排放多氯聯苯和六價鉻等致癌物質到環境中。

癌症發生率特別高的地區稱為「癌症高風險區」，而這些地區通常是工業發展區。二〇一三年，埃默里大學的研究人員發現一個現象：許多住在排放苯污染工廠旁的居民，發生非何杰金氏淋巴瘤的機率大幅增加。[4]塑膠、尼龍、人工樹脂以及其他像潤滑劑、染料、清潔劑和殺蟲劑等物品的製造過程都會用到苯，距離工廠越近的居民，罹癌風險越高。

在美國，美國國家環境保護局（ＥＰＡ）管制超過八萬種化學物質，這些物質用於食品製造、化妝品、處方藥、清潔劑、除草劑、農業等等。它們也隱藏在你購買的任何人工產品，包含化妝品、塑膠用品、顏料、去漬劑、亮光漆、染料和阻燃劑。然而這麼多的化學物質中只有一小部分通過完整的安全測試，半數以上沒有任何測試結果。

其中許多物質經常被認為少量對人體無害，但這樣的假設是建立在每個人都是暴露在單次的少量範圍內。政府沒有考慮到的是人一生中接觸到上千種化學毒物，經年累月、相互作用後的結果。

二〇一五年，一個來自二十八個國家、一百七十四位科學家組成的研究團隊找出了五十種常見化學物質，這些物質在低劑量時對人體無害，但跟其他同樣「無害」的物質相互作用下會成為致癌物質，例如出現在抗菌肥皂中的三氯沙、塑膠中的鄰苯二甲酸酯類、防曬乳裡的二氧化鈦，以及薯條、咖啡、部分穀物、麵包碎屑和烤堅果裡的丙烯醯胺。根據英國倫敦布魯內爾大學的癌症生物學家和研究學者哈瑪德・雅賽耶（Hemad Yasaei）表示，「這項研究得出一項結論，人們認為單一無害的物質，會在人體內與其他物質結合、累積，誘發癌症，這可能是全球癌症普遍出現的根本原因。」[5]

試想環境中的化學物質，以及我們每天吃下肚和使用的產品，人體內的化學物質其實非常可觀。我們每天在充斥毒素的環境中生活，冒著難以估算的風險。

選擇的力量

那些不在乎飲食和生活習慣的人經常把「人活著不過短短幾十年」掛在嘴邊，替自己的行為找藉口。但是各位的選擇跟健康其實息息相關。據估計美國現在可預防疾病中，七成早逝的原因源自三者：不良的飲食習慣、缺乏運動以及吸菸。[6,7]而說到癌症，《自然》期刊曾刊登一則研究，指出有高達七成至九成的癌症是由飲食、生活習慣和環境因素所引起。[8]

一般人在自然死亡前會歷經多年的慢性疾病和身體不便。根據美國蘭德公司（RAND Corporation）所做的研究，百分之六十的美國人至少罹患一種慢性病，百分之四十有多重慢性病，換句話說，一點五億的美國人身上至少有一種、一億人有兩種以上、三千萬人則有五種以上的慢性病。[9]而慢性疾病的頭號殺手——心血管疾病、癌症和糖尿病，多數案例並非家族遺傳所致。這些疾病與厄運或家族基因無關，而是與我們的生活有密切關係。人們的選擇能為自己帶來健康或疾病。

西方「文明」

在繼續說下去之前，我想先澄清幾個不停在書中出現的詞彙。工業革命是西方文明的產物，這也是為何工業化國家被稱為西方國家。西方工業化國家的飲食也被稱為西方飲食，而這些國家常見的慢性非傳染性疾病，像是心臟病、糖尿病和各種癌症，也被稱為西方疾病或文明病。西方飲食以動物性食物為主，尤其紅肉和乳製品，以高糖、高油為特徵，伴隨大量垃圾食物和加工食品，卻鮮少蔬菜、水果、豆類、堅果、種子和全穀。西方飲食源自美國，卻在二十一世紀下半輸出到世界各地，現今已經不分國界。例如多數歐洲國家雖然位在東半球，卻被認為一樣是西方國家，人民吃著西方飲食，罹患西方疾病。

自我感覺「良好」

據調查，不到百分之三的美國人過著所謂健康的生活，也就是符合四種條件的生活：每天吃五種蔬菜水果、每天保持運動習慣、沒有過胖及菸癮。[10,11]

多虧食品產業長期的行銷策略，多數人都認為自己吃得很健康。令人驚訝的是只有約莫一成的美國人每天吃下建議的蔬果量。[12] 美國人平均一天只吃一點七份蔬菜，只有百分之二的美國人飲食包含完整水果，而且只有百分之三是蔬菜而非馬鈴薯。另外百分之三的人食用豆子和堅果，百分之四攝取燕麥、大麥、全麥和糙米。[13~15]

美國人的飲食比例百分之十九由精緻澱粉製成的食物組成，例如由麵粉和玉米粉製作的白麵包、貝果、馬芬和墨西哥玉米片。百分之十七來自汽水裡的糖份、糖果和加工食品，百分之二十三來自奶油和人造牛油等添加油脂，還有起酥油及玉米、油菜籽和大豆沙拉油，而這些油類經常用於油炸及加工食品，來源還以基因改造作物為主。

飲食中剩下的百分之二十六由紅肉、奶類和雞蛋組成，是否有益健康目前還莫衷一是。如果你認為動物性食物很健康，那麼美國人的飲食大概有百分之三十八的比例是健康的，百分之六十二不健康。如果你認為動物性食物不健康，那麼美國人有百分之十二是健康的，百分之八十八不健康。這結果還未列入動物產品的差異，例如有機、自然放牧的動物產品或是商業養殖場的產品，加入後肯定會讓結果更分歧。不論是哪種觀點，這樣的結果替西方飲食造成西方民眾普遍患有慢性疾病的現象提供了解答。

二〇一八年的研究提供了重要的線索，為加工食品如何造成慢性發炎、長時間下來讓免疫系統更躁進，提供強而有力的證據。研究人員以高油、高糖、高油脂著稱的西方速食餵食老鼠一個月後，發現老鼠體內有發炎反應，免疫系統呈現亢進狀態，這樣的現象跟身體對抗細菌感染十分相似。老鼠回到一個月的正常飲食後，發炎反應消失了，但是部分免疫細胞的反應機制還在，儘管給予微小的刺激依然會過度反應、引發強烈的發炎反應。[16]或許我們忽略了誘發人們慢性發炎、導致免疫系統反應過度，進而讓許多人的身體成為癌症培養皿的關鍵，其實就在於西方飲食。

二〇一八年的另一則研究也指出，每增加一成的加工食品攝取量就會提高百分之十二的罹癌機率。[17]加工食品包含含糖飲料、烘培食物、含糖玉米片、鹹的零食、重組肉以及開封即食的泡麵、湯品和微波食品。最可怕的是，美國和英國人的飲食有超過一半以上是由加工食品組成，我們跟其他非西方飲食的國家比起來，足足多了百分之六十的罹癌機率。就連一天一杯含糖汽水都跟提高罹患十一種癌症風險有關，包含乳癌、腎臟癌、肝癌、大腸癌和胰臟癌。[18]

主要死亡原因

西方飲食導致的西方疾病包含心臟病、癌症和糖尿病。心臟病位居美國十大死因之首，每年有五十九萬五千人死於該病。其次是癌症，每年奪走五十八萬條人命，癌症目前在二十二個州已經是頭號死因，未來幾年有可能躍升成為美國十大死因榜首。這些多數致命疾病的發生原因並非厄運或家族遺傳，而是日常飲食和生活習慣累積的結果。肺癌是不分男女的頭號殺手，而近八九成的肺癌病例是由吸菸所引起，其他三成則是其他癌症，例如消化性系統癌症、頭部和頸部癌症、卵巢癌和白血病。

吸菸也會提高肝癌、子宮頸癌、乳癌、攝護腺癌和皮膚癌的發生機率，因為在吸菸的過程，致癌物質會在人體內循環、危害全身健康。除了提高心血管疾病，吸菸也是癌症發生與致死的主要原因。好消息是沒有抽菸習慣的人能降低約莫百分之九十罹患肺癌的機率。

就像吸菸，酒精屬於一級致癌物。酒精是每年癌症病例新增百分之五的元兇，也佔了全球癌症死亡率的百分之六。有長期酗酒和吸菸習慣的人是癌症的超高風險族群，但是最新的研究指出，即便女性一天一杯、男性一天兩杯的酗酒量都會增加一生的罹癌風險。[19]

你我其實都是肥仔

我們有源源不絕的食物，攝取的卡路里也隨著時間演變大幅攀升。根據美國農業部資料顯示，一九〇九年美國人平均一天攝取三千四百大卡，現在的美國人則攝取四千大卡，跟一世紀前比起來足足多了六百大卡。三分之二的美國成人和三成二十歲以下的青年體重過重或過胖。千禧世代在邁入中年以前就會成為人類史上最胖的世代。[20]最近的研究指出，一半的美國人缺乏運動，超過三分之一的人被歸類在「體能活動不足」[21]，多數為第三級肥胖患者。每年有十一萬的美國人死於肥胖，肥胖成了僅次於吸菸的第二大癌症主因，目前還有持續攀升的趨勢。

肥胖每年導致六十萬的癌症病例，約莫占了整體四成。[22]肥胖會導致胰島素阻抗、不正常的荷爾蒙指數、慢性發炎、免疫力下降、還會大幅增加罹患十三種癌症的風險，如大腸癌、子宮內膜癌、卵巢癌、胰臟癌、甲狀腺癌、更年期後乳癌等。[23]

數十年來，醫生總是建議病人要維持健康的體重，將身體的質量指數保持在正常值（十八點五至二十五）的範圍內，以降低肥胖造成的相關疾病或癌症。然而在慢性病成為常態的情況下，正常的ＢＭＩ指數不見得代表健康。二〇一八年有突破性的新研究指出，即使女性有正常的體重和ＢＭＩ指數，高體脂仍會使女性罹患雌激素受體陽性乳癌的機會提升兩倍。[24]內臟脂肪指的是腹部周圍的脂肪，這些經常儲存在肝臟、胰臟、腸子等腹部器官附近的脂肪是健康的隱形殺手。內臟脂肪會生產纖維母細胞生長因子（FGF-2），研究發現，這種蛋白質會驅使脆弱的皮膚和乳腺細胞轉變成癌細胞。[25]

高體脂通常是由不良的飲食和生活習慣所造成的，尤其是高卡路里飲食，例如攝取含有大量白糖、麵粉、精緻油脂的食物、動物性食物以及缺乏運動。癌症主要的兩大元兇都跟我們放進嘴裡的東西息息相關，也就是：香菸及垃圾食物。

久坐大流行

除了我們不健康的飲食習慣外，現代生活的便利性讓人們從遠古時代每天走路、勞動的生活變成了久坐不動一族。我們的祖先曾經忙著種植農作物、打獵、圈養牲畜、逃離老虎、爬樹、搭建屋子、在營火旁跳舞，還有動手製做工具、衣服和家具。除了貴族以外，多數平民百姓體格強健、鮮少過胖。

我們拿這樣的生活跟第一世界國家的人民生活做比較。睡了一整晚後，我們起床、準備上班。我們洗澡、穿衣服、坐下來吃早餐。接著我們坐上汽車、公車、捷運或火車去上班。到了公司後，我們坐在位子上開始執行被分派的工作。幾個小時後，我們起身去買午餐。買完後又找個地方坐下來吃午餐。有些人還不用起身，直接原地拿出午餐開始吃。午休後，我們又繼續坐著工作。接著我們又坐上汽車、公車、捷運或火車回家。到家後，我們坐下來好好吃一頓晚餐，接著躺在沙發或床上看電視或上網，直到上床睡覺為止。

或許不是每個人的活動量都這麼低，但多數人是如此。問題在於我們活動筋骨、雙腿的時間實在太少。平均來說，美國人一天十六至十七個小時清醒的時間裡有十五點五個小時都坐著。久坐不動會大幅提升心血管疾病、糖尿病和癌症的風險。根據流行病學家克莉絲欽．佛朗德契（Christine Friedenreich）的研究，活動量不足跟四萬九千起乳癌、四萬三千起大腸癌、三萬七千起肺癌、三萬起攝護腺癌、一萬兩千起子宮內膜癌和一千八百起卵巢癌病例有關。全部加總起來，久坐不動與每年十七萬三千個癌症病例有關。許多研究指出，固定的運動習慣，不管是輕鬆的走路或是激烈的有氧運動，每周運動三至六個小時（每天三十至六十分鐘），都能降低二至四成罹患十三種癌症的機率。[26,27]

病從口入

過去一世紀來，我們食物的品質和份量歷經戲劇性的改變。我們碳水化合物攝取量降低了百分之四，不過吃的碳水化合物種類與以往不同。一九〇〇年代早期，多數的碳水化合物來自穀物、豆子和馬鈴薯等未加工食物，如今我們的碳水化合物幾乎由麵粉、糖、玉米糖漿、含糖飲料、洋芋片和薯條等精緻食物構成。相較於一九〇九年，我們提高了百分之二十的動物蛋白質攝取和百分之六十的脂肪，來源主要是油脂。

飲食中的多元不飽和脂肪酸，例如玉米、大豆、向日葵籽油和魚類，增加了百分之三百四十。橄欖油、花生油、紅花籽油和芝麻油中的單不飽和脂肪酸則增加了百分之七十。主要來自奶油和動物油脂中的飽和脂肪則提升了百分之二十。我們吃下的膽固醇也多了一成。全部加總後，過去一百年來，我們油脂和動物性食物所攝取的脂肪量足足多了百分之六十。[28]

速食取代了新鮮食物。一百年前，超級市場和連鎖餐廳不存在，家家戶戶都有菜園和圈養牲畜的習慣，不過這種習慣在現代的西方世界已經少之又少，而多數人認為健康的食物早就被綁架了。

食品製造公司讓食物失去原本的營養價值，加入了人工化學物質，包含風味劑、人工色素、食品添加劑、防腐劑和口感優化劑，以及精鹽、精糖、氫化脂肪和反式脂肪。食品製造業以人工添加物取代天然成分來增加利潤和延長食品保存期限。簡單來說，人工的草莓風味添加劑比真正的草莓價格更為低廉。

利用氨製造出來的焦糖色素也是相當普遍的食用色素，常被添加在可樂、啤酒、醬料和其他食品，現在已被認定為致癌物質。加州政府下令食品廠商要在含超過二十九微克的食品包裝上貼上警告標籤。[29]

農業大廠則使用有毒的化學肥料、農藥和除草劑來種植作物。許多業者經常在蔬果尚未成熟前就先採收，接著用乙烯催熟。科學家利用細菌、病菌、其他植物和動物的DNA來對農作物進行改造，讓這些基因改造作物足以抵抗嘉磷塞（例如Roundup等有毒除草劑），還能防止蟲害。

各種研究發現基因改造食品可能對人體有毒或引起過敏，對於食用的動物跟人帶來危害，許多已開發國家也將基因改造食品列為不安全食物。澳洲、日本和歐盟等超過六十個國家已頒布規定和禁令，禁止業者販售和生產基因改造食品。然而，美國非但沒有禁止反而是基改食物的天堂。許多美國當地生產的苜蓿芽、菜籽油、玉米、木瓜、黃豆、甜菜、西葫蘆和夏南瓜等蔬果都是基因改良過的。

神秘肉品製造機

我們的肉品來源主要來自養殖場，牲畜住在狹小、衛生條件堪憂的環境，除了長期以飼料維生以外，還被施打成長荷爾蒙跟餵食抗生素以預防疾病。

業者經常在商業乳牛身上施打名為 Posilac 的牛生長激素（rBGH）。這是一九九五年由 Monsanto 引進的基因改造荷爾蒙，牛隻被施打後能增加百分之二十的乳量。然而，這種荷爾蒙會增加牛奶中的類胰島素生長因子 -1（IGF-1），高濃度的 IGF-1 則會誘發癌症，尤其是子宮內膜癌、攝護腺癌、乳癌、胰臟癌和大腸癌。[30] 一則歐盟執委會報告指出「選擇天然牛乳、避開含有 rBGH 的乳製品是預防癌症最實際也最直接的方法」。[31] 目前許多國家嚴禁 rBGH，包含二十五個歐盟國家、加拿大、日本、澳洲、紐西蘭等，卻獨缺美國。

營養價值歸零的麵包

西方飲食主要的卡路里來源為麵粉和白麵包，但是以營養學的角度來看，麵包，尤其白麵包一點營養價值也沒有。有機全穀物，包含全麥麵包是有益健康的主食，世界上長壽的人經常攝取這類食物，它們富含植物營養素，被證實能預防多種癌症，尤其大腸癌。[32] 但是全麥穀物被精煉成白麵粉後將失去二十五種天然營養成分，然後再以「添加」的方式將單獨五種被移除的營養成分加回麵粉裡。其他化學添加物和防腐劑則用來讓麵包更蓬鬆、延長保存期限。

白麵粉是沒有營養成分的食物，而我們卻餐餐幾乎都在吃麵粉。我們早上吃玉米片、吐司、馬芬、餅乾、貝果、鬆餅、格子鬆餅當早餐，中午和晚上則吃三明治、漢堡、墨西哥捲餅、披薩、義大利麵和麵包捲當午餐或晚餐。我們還不要忘記有餅乾、脆餅、蛋糕和派等點心和宵夜。雖然麵粉會在血液中轉變成糖分給予我們能量，但是不像蔬果和全穀等天然的碳水化合物，麵粉缺乏植物營養素和抗氧化劑，能綜合細胞代謝時產生的有毒自由基。麵粉和白糖都是沒有營養的卡路里，而營養匱乏的飲食最終會讓人肥胖又生病。

更糟的是，傳統種植的小麥經常噴灑內含嘉磷塞的 Roundup 除草劑，除了能抑制雜草還能幫助小麥在收成七到十天前加速乾燥。刊登於二〇〇九年《毒理學》期刊裡的一篇論文指出，以嘉磷塞為主成分的除草劑，光是 0.5ppm 的殘留就會成為內分泌干擾物質，5ppm 足以對人體的肝臟造成危害。[33] 無麩質食物現在正流行，但是對許多人來說麩質可能不是問題的根源。在二〇一三年 Interdisciplinary Toxicology 期刊的文章指出，對麩質過敏、乳糜瀉、大腸激躁症患者的增加，跟在小麥、稻米、種子、豆子、豌豆、甘蔗、地瓜和甜菜等傳統作物上大量噴灑嘉磷塞有直接關係。[34]二〇一五年世界衛生組織國際癌症研究機構將嘉磷塞列為對人體「可能致癌物質」。嘉磷塞不只噴在基因改造過的玉米、油菜籽和大豆上，它也被噴撒在許多傳統、非基因改造的作物及蔬菜上，以加速收成前作物乾燥，包含小麥、小米、亞麻、黑麥、蕎麥、大麥、燕麥、豆子、豌豆、小扁豆、玉米、馬鈴薯等等。

汞毒崛起

汞是地球上唯一的液態金屬，也被列為「重金屬」。不過撇除汞獨特傲人的功能，它也是一種神經毒素，目前證實跟抑制免疫系統以及其他各種生理疾病有關，包含腦部傷害、自閉症、阿茲海默症、肌萎縮性脊髓側索硬化症（漸凍人症）、多發性硬化症、癌症和其他慢性病。少量的汞會傷害大腦、神經系統、心臟、肺部、肝臟、腎臟、甲狀腺、腦下垂體、腎上腺體、血液細胞、酵素和荷爾蒙。

汞是一個存在於我們周遭環境的天然元素，但是工業污染卻讓環境裡的汞含量倍增。汞主要透過煤礦發電廠排放的廢氣釋放到大氣中，接著再從空氣進入土壞、河流、湖泊、海洋和我們的食物供應鏈。

魚類和貝類吸收汞後將汞儲存在富含脂肪的組織裡。由於大魚吃小魚，汞藉著生物放大作用的機制，一路沿生物鏈在各級生物體內逐漸遞增。活得越久的魚類，體內像汞等有毒元素的含量就越高，當人類將魚吃下肚時，也等同將所有毒素一併吃進體內。幾乎所有的魚體內都包含微量的汞，但是受污染最嚴重的魚類是食物鏈頂層的魚類，例如鮪魚、劍魚、鯊魚、大耳馬鮫和馬頭魚。有研究指出，吃魚所致的汞毒害與未出生嬰幼兒的大腦和神經系統損傷有關，科學家也在動物實驗中發現汞會造成囓齒動物罹患癌症。[35]

疑點重重

二〇〇三年，美國環境工作組織（ＥＷＧ）發表了研究指出，有大量測試顯示美國飼養場裡的鮭魚含有致癌物質ＰＣＢ。ＥＷＧ從當地超市購買鮭魚，根據美國國家環境保護局頒佈的標準，發現七成鮭魚的ＰＣＢ含量超標，足以引發致癌風險。[36]

美國在一九七六年下令禁止ＰＣＢ，研究證明ＰＣＢ跟癌症和胚胎腦部發展不全有關。ＰＣＢ通常儲存在魚類的脂肪組織裡。養殖鮭魚通常被餵食ＰＣＢ含量較高的魚類作為飼料。因此，養殖鮭魚的脂肪通常比野生鮭魚高出一半，ＰＣＢ含量也是野生鮭魚的五至十倍。

環境中塑膠製品分解成為塑膠微粒，經食物鏈進入海洋生物體內，因此許多野生魚類也被驗出體內含有塑膠微粒。這些微粒能突破血腦障壁，造成腦部損傷和魚類行為異常，目前塑膠微粒對人體的影響還未有定論。

食物過剩卻營養不足

我們雖然每天吃得多，身體卻依然處於飢餓狀態。我們攝取大量的巨量營養素（蛋白質、脂肪和碳水化合物），卻沒攝取足夠的微量營養素，像是維他命、礦物質、酵素、抗氧化物質，以及上千種能預防癌症、只存於植物的植物營養素，例如多酚、類黃酮和類胡蘿蔔素，或是洋蔥和大蒜中的大蒜素、蘋果中的槲皮素、薑黃中的薑黃素、芹菜中的芹菜素、青花椰菜中的蘿蔔硫素和芥蘭素、綠茶中的兒茶素、莓果中的鞣花酸。這些化合物能預防細胞病變、抑制腫瘤增生長大、癌細胞擴散、還能導致癌細胞凋亡。低於百分之二的美國人每天達到建議的四千七百毫克鉀攝取量。[37]

國王病

如果仔細觀察歷史上歐洲國王的壽命，會發現他們幾乎都很短命。所謂的富貴病就是這個道理。當時的貴族因為飲食習慣經常罹患痛風、心臟病、糖尿病和癌症，但在現今標準看來，他們的飲食依然屬於「全天然」或「有機」的食物範疇。富可敵國的貴族經常擁有肥胖的身軀，在歷史上的某個時期，肥胖是社會地位和財富的象徵，豐腴的女人也被認為最美，因為肥胖代表高社經地位和富裕生活。

國王跟皇后可以隨心所欲，在任何時間攝取食物。他們一天能吃三餐或以上，還能餐餐享用肉類和起司等昂貴的食材。皇室可以吃下最好、最豐盛的食物，也就是含高脂肪、糖、鹽、奶油、鮮奶油和油脂的食物，喝下所有的啤酒、葡萄酒和烈酒。國王的飲食絕非健康的飲食，如今這樣的飲食習慣已經不再是貴族專利。現今的美國人飲食幾乎由動物性食物和糖組成，更糟的是，民眾吃下的肉類是養殖場的肉品、添加了許多人工添加劑、防腐劑、風味劑和色素的加工食品，以及基因改造食品。

對於過去的平民百姓來說，肉類是個奢侈品，只有在特殊節慶才能吃得到。窮人只能吃蔬果、豆類和穀類等植物性食物，現在未開發國家的人民依然是如此。但是在已開發的工業國家中，多虧大型養殖場和政府補助，肉類和糖的價格低廉，因此民眾可以無限制地食用。我們每一餐或隔餐之間都能享用動物產品或加工過的精糖。

在過去的一世紀裡，精糖的攝取量從每人每年大約兩公斤提升至四十五公斤。這意味著一人平均每三天吃下四百克的精糖。相較於一九〇〇年代初期的祖父母輩，我們這一代吃下了雙倍的肉品（雞肉多了六倍）和二十五倍的糖。[38] 如果我們不改變、繼續維持現在的飲食習慣，現代文明病將如影隨形。如果你吃得像國王，也代表你可能會罹患國王才有的疾病。

癌症會傳染嗎？

根據國際癌症研究機構，百分之十八到二十的癌症跟致癌病毒所導致的感染有關，例如B型肝炎、C型肝炎、人類免疫缺陷病毒（HIV）、部分人類乳突病毒（HPV）、EB病毒（EBV，又稱為「第四型人類疱疹病毒」），以及像較不知名的人類嗜T淋巴球病毒、默克細胞多瘤病毒、卡波氏肉瘤疱疹病毒和牛白血病病毒。[39]

第四型人類皰疹病毒已感染九成五的成人，研究證實它會誘發伯基特淋巴瘤、非何杰金氏淋巴瘤、何杰金氏淋巴瘤、T細胞淋巴瘤、鼻咽癌以及部分的胃癌。[40]

兒童最常出現的白血病——急性淋巴性白血症與先天性巨細胞病毒有關，這種皰疹病毒是在母親懷孕的過程中透過胎盤將病毒傳染給胎兒。二〇一六年的研究指出，先天帶有巨細胞病毒的幼兒相較於一般幼兒在二到六歲間罹患急性淋巴性白血病的機率高出四至六倍。[41] 五至八成的美國人在四十歲前曾感染先天性巨細胞病毒，而有三分之一的孕婦會將病毒傳給未出生的寶寶。[42]

牛白血病病毒是一種出現在牛乳及牛肉裡的致癌病毒，二〇〇七年，乳製品送驗時，研究人員發現八成三的小型農場和所有的大型農場都感染了牛白血病病毒。[43] 有人體研究發現，七成四的受試者體內有牛白血病病毒抗體，代表他們曾一度感染過該病毒。[44] 巴斯德消毒法雖然能將乳製品裡的牛白血病病毒殺死，但是人類依然能透過吃下未煮熟的牛肉而感染該病毒。[45]

二〇一四年，研究人員從手術切除的乳癌組織切片樣本裡，發現百分之四十四的樣本含有牛白血病病毒的DNA。[46]二〇一五年，研究人員又做了一次調查，想知道牛白血病病毒是否與乳癌和胸部組織有正相關，結果發現乳癌切片裡的牛白血病病毒與診斷和組織學上乳癌陽性案例有強烈的關聯。高達百分之三十七的乳癌案例都跟接觸牛白血病病毒有關。[47]

雖然有些病毒難以防範，但是如果有高風險行為，例如無防護措施的性行為、共用針頭，感染致癌病毒的機會就會相對提高。如果免疫系統夠強，因為病毒感染誘發癌症的機會雖然偏低，但是病毒會長期潛伏在人體內並在免疫系統下降或遭到抑制時發作。這也是為什麼生活中的可控因素，例如飲食、生活習慣、環境和壓力等如此重要的原因。健康的身體能減少感染機會。

癌症率大不同

西方國家前五大癌症為肺癌、大腸癌、乳癌和攝護腺癌。一九五五年，日本的胰臟癌、白血病和淋巴瘤致死率遠低於美國四倍，而大腸癌、攝護腺癌、乳癌和卵巢癌致死率則低於美國五到十倍。這段時間動物性食物還佔比不到日本飲食百分之五。[48]

一九五五年的日本並非特例。目前世界上還有很多國家的罹癌率遠低於西方工業化國家。墨西哥整體罹癌率為美國的一半，數十個國家是美國罹癌率的三分之一。[49]如果以特定國家、特定癌症來看，有的罹癌率甚至更低。非洲黑人發生大腸癌的機率遠比美國黑人低了六十倍。[50]這顯示非洲人沒有基因的優勢，而是飲食上的優勢：他們沒有跟著美國人吃下導致大腸癌的西方飲食。

總結來說，我們生病了。在過去一百年來，癌症、心臟病和糖尿病等慢性病在西方工業化國家暴增。我們的環境中有許多因子在跟我們作對，不管是環境污染、加工食品、動物食品組成的飲食或是久坐不動的生活型態。科學家和研究人員已經發現慢性西方疾病的主因和構成要素，然而我們卻沒有積極的作為。如果你有癌症這樣的慢性病或是想要從根本預防疾病，促進健康的最佳作法就是有系統性發現並去除生活中所有的致癌因素，以及盡可能回歸天然的生活。

第三章　抗癌心觀念

運氣不是因素，希望不是策略，恐懼不是選項。

——詹姆士・卡麥隆

你的信念是決定事情成敗的關鍵。

——亨利・福特

在我展開治療的第一年，除了脊骨神經醫學和針灸治療以外，我還嘗試了「羅夫結構整合療法」，這是一種整合人類結構的按摩治療。確診癌症後三個月，我去看了一名專攻結構整合的醫療師。我們第一次見面時，艾莉諾問了我一連串的問題，最後一個問題令我相當意外也有點不安。她說：「在我們開始前，我想知道你是否有動力想活下去。」

就像多數癌症病患，我一直將心力放在延緩死亡，沒人問過我是否真的想活下去。這不是理所當然的嗎？有誰不想活呢？

我真的想活下去嗎？有那麼一個瞬間，我害怕內心深處的我或許在潛意識中有想一死的衝動。所以我問了自己：我真的想活嗎？有多想？我細細思索了一番。起初我不知道答案，褪去我的野心抱負和外人看似的自信外表，我其實不喜歡自己，我很擔心或許我內心根本不想活下去，癌症只是多年來沒安全感及自我毀滅情緒的具體投射。但在那一刻，我發現即便如此，我也能正面迎擊這些想法、情緒和行為。我可以改變。

「是，我想活下去。」

如果你被診斷出絕症，這大概是能讓你大徹大悟的問題。問問自己是否真的想活下去？如果答案是肯定的，那麼接下來問自己想活下去的原因跟理由。如果你說不上來，花幾分鐘思考你為了什麼目的想活下去。你想活下去的理由可能是生命中有需要你的人、想守護照顧的對象。你的理由也可能是一個未完成的目標、使命、任務或夢想，或以上皆是。將這些理由寫下來或印出來，貼在自己能每天看到的地方。將清單貼在牆上、用口紅寫在浴室鏡子上或設成電腦背景。拍張照片將清單設為手機桌布。時時刻刻看著清單，讓自己的腦海充斥著活下去的理由。

我想活下去的主要理由，其中之一是我想為我老婆和父母活下去。在我確診的時候，米卡和我在一起八年了（交往六年、結婚兩年）。我無法忍受她守寡，同時也捨不得我父母承受白髮人送黑髮人的痛苦，一起跟米卡站在我的棺木旁，為獨生子下葬。除此之外，我有的是夢想和抱負，想活到高齡、替人生做個不虛此行的結尾。我擁有創業的靈魂，想要打造成功的事業。我想要兒孫滿堂，幸運的話希望能見見曾孫。我想要環遊世界，想要用有生之年執行上帝交付我的任務。

癌症治療的第一步必須從內心深處出發，外加想活下去的堅強意念。有些癌症病患想活下去的意念不強，他們或許對現在的人生成就已經覺得滿足，隨時可以準備好離世。如果是這樣也沒關係，你能幫助身旁的人了解這點，好讓他們不會一直強迫你做不想做的事。如果你不想接受治療，那就別勉強自己。每個人都是自己人生的主人，有權力決定要怎麼過。每個人都應該好好把握剩下的時日，讓人生散發出最大光彩。你可以花時間陪伴心愛的人，擬定死前想做的清單後逐一完成。

二〇一二年一月，我的表哥傑夫被診斷出大腸癌第四期。醫生告訴他不接受化療的情況下他還剩六個月，但是如果接受治療，他或許能活過兩年。他接受了預後評估，也同意接受醫生口中「幫他爭取更多時間」卻無法治好他癌症的治療方法。他建立名為 CaringBridge 的部落格，將抗癌的點點滴滴記錄下來，字裡行間透露著鼓舞人心的勇氣和堅強意念。

在他寫給家人的電郵裡，他說他希望能在化療療程間能再參加一次馬拉松，不過他的語氣顯示他已經放棄完全康復的念頭。這段期間他媽媽極力鼓勵他尋求第二個意見，並且像我一樣採用營養學和非毒殺式療法。她求他跟我聯繫，而我也寫訊息給他，但是他始終沒有回覆。他後來的一封電郵裡說到，他跟我不同，他不相信健康養生或心靈雞湯類的勵志書籍。

開刀移除大腸中的腫瘤後，傑夫身體跟精神感覺好多了，但是化療開始不到幾週後，他的病情急轉直下，腫瘤轉移到他的腹部及肝臟。他沒辦法吃，連水都沒辦法喝，他告訴醫生如果要他無法吃喝的狀態下繼續活著，他寧願選擇讓癌症早日把他帶走，而且越快越好。傑夫在確診三個月後離世，當時他剛過完四十九歲生日。

抗癌心法

在我想起表哥抗癌過程以及他選擇的道路時，我發現他說得很對。我們是截然不同的人。自我反省不是我習慣做的事，但是在我開始跟別人分享健康、營養、治療和生存等概念，別人問我為何做出某個抉擇時，我也不得不開始思考個中原因。

我發現我與他人最大的不同便是我所秉持的意念，而這樣的意念源自我想要康復與活下去的決心。自從展開自我修復的療程後，我看過許多案例，認識、採訪許多打敗癌症的人士，他們分別治好了不同種類與階段的癌症，而我在他們身上看到一個共同特徵，那便是抗癌的意志，我稱之為「抗癌心法」。這個信念是最重要的關鍵元素，也是所有抗癌成功的不二法門。

抗癌心法由五個要素組成：

- **為自己的健康負起全責**
- **願意不擇手段**
- **徹底改變並持之以恆**
- **為未來做準備**
- **享受人生和過程**

(1) 為自己的健康負起全責

任何癌症病患確診後的第一個想法一定是「為何是我？我怎麼罹癌的？」二〇〇四年一月，我認為我罹癌主要是生活習慣所致。如果癌症同樣發生在你身上，或許你也該這麼推測。我的目的不是要責怪或令你難堪，而是讓你有勇氣控制情況，獲得改變人生的機會。生活中許多致癌的因素，或者癌症復發或死於癌症的風險，能因不同的選擇大幅降低。你的選擇能左右大局。

所謂良藥苦口、忠言逆耳，真正在乎你的人才會告訴你實話，而實話才能讓人解開束縛、茁壯成長。為健康負起全責的開始就是思考癌症是否是個人造業的結果。或許生活中不好的決定、習慣或是無知導致你罹癌，至少我是如此。但是你沒必要自責，或有罪惡感、自怨自艾、懊悔，而是體認到現在是你重新檢視人生的機會，坦然接受自己行為的後果以及從自己的錯誤中學習。是時候找出自己生活中的致癌因子，徹底改變後勇往直前。

有癌症病患曾說過：「我不會讓癌症改變我，」這句話聽在我耳裡令我惴惴不安。這句話表面上看似與疾病對抗到底，充滿勇氣、毅力和信念，隨時能成為抗癌口號，不過這其實也是如假包換的逃避與無能為力。這是說話者在卸責，也釋放出無法左右自身健康和未來的訊息。該病患最後離世，而她的話語依然縈繞我的心頭。卸責遠遠比自責還要更危險。面對錯誤才是勇於承擔責任，為自己的健康擔負全責，才能讓你主導人生，並做出正向改變。

每天全世界無數的癌症中心都告訴病患，他們罹癌是因為運氣不佳或家族遺傳所致。這樣的說法會讓病患成為受害者，邏輯很簡單：你的作為與你的疾病無關，因此你束手無策，什麼都不能做。

如果你有家族史，醫師可能跟你說這是家族遺傳；如果你沒任何家族史，醫師可能跟你說是基因突變。遺傳和基因很容易成為代罪羔羊，但是不到百分之五的癌症案例是基因所致，也並非每個有家族史的人都會得到癌症。基因或許會讓癌症這把致命手槍上膛，但是你的飲食、生活作息和環境才是按下扣板機的關鍵。如果你認為自己無能為力，無法插手自己的健康或未來，那唯一的希望就只剩醫療和處方藥物。

你不是無助的受害者。你今天享有的健康或承受的疾病都是你過去飲食和生活習慣的總和。如果你一再摧殘自己的身體，它遲早有一天會垮掉。如果你好好照顧身體，那麼它會順利運作，增加你復原和長命百歲的機會。今日的抉擇是影響明日健康的關鍵。因此你的選擇至關重要！

癌症不是身體生病的原因，而是結果。你不是因為罹癌才生病，而是因為生病才罹癌。當你了解自己必須為身體衰弱而罹癌負責，你也會同時跟著知道，自己能在恢復健康上扮演重要推手。解鈴還須繫鈴人，如果你的作息導致癌症出現，或許改變作息就能扭轉病情。在我早期抗癌的過程裡，我驚覺我從來都沒好好善待身體。由於我天生吃不胖，我總認為我有咨意妄為、亂吃一通的福氣，因此多年來我一直在殘害、毒害自己的身體卻絲毫不自知。

我常吃加工食品、速食和垃圾食物。我吃下充足的食物卻沒獲得該有的營養，酒足飯飽之際細胞卻依然處於飢餓狀態。此外我還長時間暴露在各種環境毒素裡。我也常常有過度壓力和負面情緒。在我內心深處，我其實討厭自己，必須藉由獲得他人的關注和讚賞來填補我的不安全感和鬱悶。這些因子加總起來化為我身上的癌症。而它們都跟我的選擇息息相關。我亟需改變，而癌症只是那從後推我一把的助力，那個創造改變的催化劑。

(2) 願意不擇手段

一旦你坦然接受為健康負起責任，下一步就是願意不擇手段以求康復，這代表你願意徹頭徹尾改變生活。如果恢復健康的代價是盡可能接近大自然，搭帳篷、睡在森林裡，我願意奉陪到底；如果找回健康的代價是要像耶穌一樣絕食，在荒野中步行四十天，我也甘之如飴。很幸運地我用不著這麼做，但是我有這樣的覺悟。我成了偵探，開始著手調查生活中的致癌因子，找出後讓它們從我生命中消失。我開始控制口腹之慾和任何嘴饞的衝動，改為吃下能滿足身體機能的食物，以便早日恢復健康、延長性命。我不再是為吃而活，而是為活而吃。

許多癌症病患一開始有堅強的生命鬥志，但是很不幸，多數人最後相信「不擇手段」、「堅強活下去」、「抗癌」只代表忍受殘酷且破壞性極強的癌症治療。不論你是否接受傳統治療，所謂的抗癌心法代表你必須對健康和治療採取積極的作為，而不是被動等待別人把你治好。我徹底改變了我的飲食和生活，也戒掉所有曾經熱愛的垃圾食物。

我把所有找得到、負擔得起的天然、非毒害性治療方法全部試過一遍。我正面對決內心的恐懼，坦然接受過去的錯誤，改變想法，以及寬恕所有曾經傷害我的人。比起乖乖接受化療、徵得醫師許可後大啖漢堡、冰淇淋和披薩，改變生活辛苦多了，但是我知道我非這麼做不可。

勝者與敗者的差別不在動力，因為動力是個捉摸不定、難以預料的東西。人們起初嘗試新事物時總是興致勃勃、動力十足，但是隨著新鮮感消退，人們的動力也跟著一落千丈，很快就把沒動力拿來當成消極作為的藉口。讓人們持續保持動力的關鍵在於毅力。即便在人生的低谷，毅力才是那股任誰都擋不住的內在力量；毅力是讓你排除萬難、硬著頭皮完成事情的力量。

在這個過程中，我突然領悟心智和身體連結對應健康的關係，而我也發現我不只需要改變飲食和生活習慣，也必須改變思維。我對於癌症的想法有別於多數人。我不認為癌症是要被消滅或殺死的存在，我把它視為需要被醫治的病灶。抗癌或許困難，但是比起生理、心理上的抗癌，信念更為重要。身體復原的第一步在於，你腦中必須要有抗癌成功的想法。正向思考能夠改變生活。

不過在這之前，你必須先停止自欺欺人。你不能再為自己找藉口，或繼續做出殘害身體和健康的糟糕決定。這也必須從改變想法開始。

與其身陷負面情緒、自怨自艾、嫉妒周遭人們的無癌生活、擔心未來、讓鬱悶的心情壓跨自己，我選擇振作起來、控制自己的想法，努力想像自己成為想要的模樣。我康復了、我很健康、我沒事、我能再活個數十年。抗癌心法讓我每天採取各類行動來促進健康和復原。

這些想法來得容易嗎？非也，我必須強迫自己每天這麼想。擔心沒有用，失敗、甚至死亡更非選項。我必須成功並且活下去。我意識到我的腦筋如同壞掉的黑膠唱片機，不停想著負面想法。我必須重新設定內心思維，每當我意識自己開始出現負面想法時，我選擇馬上思考正面的事情。我選擇用話語找回健康，不讓外界各種影響、恐懼、質疑動搖自己。一旦你開始這麼思考跟說話時，將會驅使你的潛意識來協助你，你也會因此發現，自己有超乎自然的力量能完成從沒想過能做到的事。

你的意識與潛意識力量無比強大。你的信念也是如此。相信治療有效的病患通常比不相信的病患獲得更好的結果，換句話說，安慰劑效應確實存在。在我的經驗裡，為了滿足周遭的人而進行治療，自己卻不相信療效的病患幾乎沒人能康復，因為他們會在下意識中阻礙療程，並且經常情緒用事，做出魯莽、不理性且有害復原的決定。

醫師告訴病患他們只剩幾個月能活時，這有可能成為一種自我實現的預言。病患聽到後常常失去希望與鬥志。他們相信自己大限已至，也通常會如醫生預期那樣離世。這簡直就像一種避不開的詛咒或劫難。醫生沒有權利告訴你人生落幕的時間，除非你選擇相信他們。他們不知道你究竟什麼時候會死，他們只是依照你的年齡、癌症種類、階段和其他因素所構成的數據資料，告訴你平均的結果罷了。你的思維想法才是決定你人生、健康和未來的要素。面對絕症時，你能選擇如何處理這項資訊。你可以相信或是勇敢拒絕、下定決心向醫生證明他的診斷有誤。你能在多方來源佐證的情況下選擇相信醫生的話，但是至於還剩多少時間，你不需要採信醫師或任何數據資料。何不力挽狂瀾、當那個萬分之一的例外？這才是真正的抗癌心法。

(3) 徹底改變並持之以恆

所有抗癌成功人士的第三個共同特徵是大徹大悟。些微改變通常只能帶來微不足道的結果，徹頭徹尾的改變才能帶來不同凡響的結果。完全改變是一種激進的作為。這是一種獨排眾議、不苟同、盲從他人的行為，常可能招致妒忌及批評。受制於天生的奴性，人類會盡力逃避改變，而他人則具備「螃蟹心理」——一個水桶裡有一隻螃蟹想要逃跑，其他螃蟹會聯合把牠抓回來。同樣地，人們出於忌妒、惡意或競爭常常見不得他人好，也因此徹底改變作為或許成了他人眼中瘋狂的行為，以至於他們想要說服你打退堂鼓，如同我經歷的事情一樣，但千萬別讓他們得逞。

徹底改變代表你要坦然面對自己的缺陷、恐懼和弱點，從頭改造和移除所有讓自己生病的因子，以健康的東西取代致癌的東西。有時微小的改變能帶來意想不到的結果。我總是很喜歡這種時刻。不過如果你在期待這種事情降臨，可能會大失所望，因為這代表你患得患失，而這並非抗癌心法，只是在尋求仙丹。癌症不是一天造成的，因此你不可能一夕之間加以消滅。癌症沒有奇蹟或仙丹可醫。想要康復人們必須徹底改變並持之以恆。將船頭朝向健康、勇往直前吧。

我曾經看過許多癌症病患在一個月至三個月的時間利用營養和非毒害性治療讓腫瘤縮小，甚至消失，戲劇性地好轉起來，但我也看過許多人在最後功虧一簣，敗給自己的惰性，重拾之前的不良嗜好、導致癌症復發。癌症確診後的頭兩年是癌症復發或擴散的關鍵。兩年嚴格的健康生活是理想的短期目標，而之後你如果想要長期保持健康，你就必須將健康擺在第一位。每天的生活是人生大書中的一個扉頁。你的想法、決定和行為形塑著你的故事。為你的健康採取改變吧，並且投入百分百的熱情與毅力。

(4) 為未來做準備

記錄抗癌過程中的點點滴滴。你可以寫日記、拍攝影片，記錄自己做了什麼，以便康復後與他人分享你的經驗。你需要設定一個未來目標，而制定目標非常重要。身體與心智的連結依舊是個謎，但是一旦你開始訂定未來目標，就會有重大事情發生。你在為未來制定藍圖，也因此對身體釋放活下去的訊息。不要害怕制定未來目標。我預期所有人一定會說：「我不知道未來一兩年內我還在不在。」與其這麼想，不如規劃一個長遠計畫。設定人生目標、寫下自己想完成的事，並時時提醒自己這些目標，開始一步一腳印完成。

為未來制定計畫非常重要。我確診癌症時膝下無子，而我真的想要成為人父、組織一個有孩子的家庭。確診三個月後決定生小孩是個豪賭，但是這個決定轉移了我對癌症的注意力、強化我活下去的意念以及豐富了我生命的意義。如果米卡和我因為對未知的未來抱持恐懼而決定不生小孩，我們就不會有現在兩個美麗的女兒，她們是我一生最大的驕傲。

(5) 享受人生和過程

不要讓恐懼和疑慮成為自己快樂的絆腳石。把握當下並及時行樂。抑鬱會減弱人的免疫系統。任何憂鬱、恐懼、焦慮和憂愁都會讓身體成為誘發癌症的溫床。請把注意力放在能帶給自己希望、正能量、鼓舞和樂趣的事物上。開始積極認真地過生活。有一個給青年的癌症組織叫做癌症去死（Stupid Cancer），而我很喜歡他們的口號：積極過活（Get Busy Living）。現在的你比任何時候都需要積極過生活。人生中除了癌症以外，還有幾百種意外死亡的可能，你可能死於車禍、可能跌倒撞到頭一命嗚呼、可能吃薄荷糖噎到而歸西。因此沒必要為了癌症陷入憂鬱或裹足不前。放手去做自己一直想完成的事物吧。大膽出門、積極過生活、從事有趣的活動。不妨去跳傘、爬山或騎馬。如同某首歌的歌詞所說的，「活的像沒有明天」。積極投入生活、享受過程吧。從現在開始積極過生活。

即便有些改變執行起來可能有難度，像是戒菸、戒掉最愛的垃圾食物、吃下討厭的蔬菜，但你都必須堅持下去，因為比吃蔬菜更糟糕的事可是一籮筐。你復原後再回過頭來看，就會發現一切很值得。這是你人生否極泰來的新章節、新開始、新冒險，而擁有一顆感恩的心是開啟幸福人生的金鑰。

每天都要懷著一顆感恩的心，不要糾結於沒有的東西，而是自己擁有的東西；不要執著於做不到的事情，而是專注於能實行的事上。癌症將你的人生一分為二，如果老是想著過去、希望回到沒有癌症的舊時光，只會讓自己更痛苦。你越專注的事情越會綻放光芒。

將注意力放在快樂、幸福、愛和感恩上，它們就會在你的生命中逐漸增加。專注眼前的生活以及增進健康和讓人生更美好的事物。二〇〇四年，我忙著打造房地產事業，過著寅吃卯糧的生活、住在狹小的房子而且還罹患癌症。我有充分生氣、不甘、怨懟的理由。但是我學會感恩知足，學會如何專注於生命中的美好事物以及如何在人生低潮中保持快樂。雖然我寧願不要再走一回抗癌旅程，但癌症讓我變得更好這點是無庸置疑的。我人生中歷經最糟糕的慘事讓我人生意外地更充實。

在接下來的章節裡，我將告訴你如何改變人生，以及如何徹底改變生活來促進健康和復原，包含消滅致癌因子，採用有實證的抗癌飲食，以及以健康的習慣取代不良嗜好。最後我將談談如何在心智上、情緒上和精神上治癒癌症。

第四章　如何利用營養抗癌

每年超過十萬則科學研究一再證明，植物裡的天然化合物能協助身體預防和逆轉慢性疾病生成。我們花了很長的篇幅討論人們應該減少攝取的東西以及西方致癌飲食，現在讓我們談談如何改變生活習慣。我們來說說餐桌上應該出現及鼓勵增加攝取的食物。本章將仔細說明我們飲食中究竟隱藏著哪些抗癌神物。

飲食抗癌法

阻止癌症的方法很多種，有些化合物能破壞DNA，直接殺死癌細胞，有些能導致細胞凋亡，也就是細胞自體死亡，也可以說是癌細胞自殺，有些則能對抗細胞增殖，進而阻止癌細胞擴散。有些擾亂癌細胞的新陳代謝，有些則是抗血管生成。我們體內都有微小的癌細胞，但是它們需要生成新血管才能夠變成超過兩釐米的腫瘤。這過程就稱為「血管新生」，而抑制腫瘤生成新血管就叫做抗血管新生，這對於抗癌是件好事。Avastin是第一個美國食品藥物管理局認證的抗血管新生藥物，不過它卻無法治好癌症，還有致命的副作用風險，最後遭美國食品藥物管理局撤銷，無法再用於乳癌治療。幸運的是，我們生活裡就有天然、非毒性的替代選項——那就是蔬菜和水果。蔬菜含有大量的植物營養素，例如芹菜和香芹裡的芹菜素和木犀草素，洋蔥與草莓裡的漆黃素，都具有抗血管新生功能，能抑制腫瘤生成新血管。

根據美國血管新生基金會董事長、癌症研究專家和聯合創始人李維麟（William Li），最佳抗血管新生的食物為綠茶、人參、草莓、黑莓、藍莓、覆盆子、柳丁、葡萄柚、檸檬、蘋果、鳳梨、櫻桃、紅葡萄、羽衣甘藍、舞茸、薑黃、肉豆蔻、薰衣草、朝鮮薊、南瓜、香芹、大蒜、番茄、橄欖油，甚至還有紅酒和黑巧克力。但是如果你目前罹患癌症，我認為應該先避免飲酒，直到恢復健康、狀況穩定幾年後再開始，畢竟飲酒可能會增加癌症風險。李醫師曾經在TED上發表精彩的演講，題目是「我們能藉由飲食餓死癌細胞嗎？」（Can We Eat to Starve Cancer），講述如何透過營養來達成抗血管生成。而我前述羅列的食物不只能抗血管生成，就像多數植物類的食物，它們所富含的化合物能導致癌細胞死亡、抑制癌症擴散和擾亂癌細胞新陳代謝。

水果大戰癌症

康乃爾大學的研究人員曾經進行研究，他們在人類肝癌細胞上滴了幾滴新鮮果汁，而這些果汁由十一種常見水果製成，想看看會發生什麼事。鳳梨、梨子、柳丁和水蜜桃對肝癌細胞影響有限，但是香蕉和葡萄柚能讓癌細胞成長降低四成。紅葡萄、草莓和蘋果的功效則是香蕉和葡萄柚的兩倍，而味道濃烈的水果，例如蔓越莓和檸檬則功效最強。蔓越莓的抗氧化酚類成份含量最高，只需要草莓和蘋果三分之一的數量，就能有效減少肝癌細胞百分之八十五的生長[2]，檸檬名列第二。研究人員發現劑量越多、效果越顯著。蔓越莓在十七種試管內的癌症實驗及九種動物癌症實驗都有抗癌效果，包含大腸癌、膀胱癌、食道癌、胃癌、攝護腺癌、淋巴癌和膠質母細胞瘤[3]。

在一則研究裡，研究人員將蔓越莓分餾、試圖將抗癌化合物分離出來，然而分餾出來的化合物效果遠不如完整水果萃取[4]。這是因為食物裡的營養成分必須相互作用才能在人體內發揮效果。部分萃取的效果遠比不上整體完整效果，或許這也是為何許多天然化合物無法成為專利處方藥物的原因。多數情況是食物在實驗室被分解或改造後就會失去原本的療效。通常人們必須吃下完整的食物才能獲得營養素中最好的抗癌效果。

由於莓果類食物對於氧化壓力與發炎反應具有修護和防護機制，因此莓果類為最強的抗癌水果。藍莓富含鞣花酸、花青素和咖啡酸等抗癌化合物，有助增加免疫力。一則研究報告指出，有運動員一天吃下約莫兩杯的藍莓，連續六周後體內天然的抗癌細胞成長了一倍，從二十億增長至四十億個細胞。[5] 如果在運動前吃下藍莓，研究也發現藍莓能夠減少氧化傷害和發炎反應。覆盆子、草莓和黑莓也含鞣花酸等其他抗突變化合物，能夠保護正常細胞免於自由基和DNA的破壞，以及減緩或抑制多種癌細胞成長。一則莓果抗癌的實驗室報告指出，覆盆子萃取物能夠對子宮頸癌細胞增生抑制率達五成。草莓則能達到七成五的抑制率。[6] 另一則研究發現有機草莓萃取物比一般草莓對抗大腸癌和乳癌細胞的能力更為顯著[7]。在二〇一一年一個隨機的臨床試驗第二階段，研究人員連續六個月每天餵食食道病變患者六十克的冷凍草莓乾粉。六個月結束後，多達半數的病患完全康復了。食道病變的症狀銷聲匿跡，而他們的腫瘤標誌也大幅下滑，而誰能想到只有依靠草莓就能達到如此驚人的效果。[8] 另一則研究則發現黑莓能抑制口腔病變，病患連續六週以外用方式將黑莓製成的膏狀物塗抹在口腔內的病變位置後，居然出現了逆轉癌症的跡象。[9]

檸檬無所不在，價格也相當親民。藍莓、黑莓、覆盆子和草莓也很容易取得，但是蔓越莓可能要花點力氣才找得到。新鮮的蔓越莓取得不易，味道也因為酸澀、較難入口。超市販售的蔓越莓汁不能成為替代選項，因為製作過程中它們經過巴氏消毒、過濾，還加入了砂糖。蔓越莓乾很美味，但是它們通常也經過加工，額外的糖份和油脂可能會讓原本有益健康的效果大打折扣。最好的選擇或許是在附近的超商購買冷凍有機蔓越莓，加到果汁機裡打成冰沙果昔。你也能在網路上購買有機冷凍蔓越莓粉，加進果汁或冰沙裡。[11]（請注意：莓果容易含有農藥殘留，因此建議購買有機莓果為佳。）

超級食物巨星：餘甘子

在印度傳承幾千年的阿育吠陀醫學裡，餘甘子經常被用來治療人類的各種疾病，而目前地球上名列第一的神奇莓果非餘甘子莫屬，又稱印度醋栗、印度鵝莓。餘甘子外型看似一顆綠色的乒乓球，卻是目前已知抗氧化含量最高的食物，抗氧化含量是藍莓的兩百倍，而維他命C含量則僅次於卡姆果。以量化的說法來說，美國人一餐大概吃進二十五至一百單位的抗氧化物，而一茶匙的餘甘子粉就含八百單位。

二〇一〇年，研究人員拿餘甘子萃取物來測試六種人類癌症細胞株：肺癌、肝癌、子宮頸癌、乳癌、卵巢癌和大腸癌。餘甘子不但能完全抑制癌細胞增生，還能殺死現有的癌細胞，讓癌細胞數量銳減五成，以及有效阻撓癌細胞擴散。[10]另一則研究發現，比起服用糖尿病藥物 glyburide，每天服用四分之三個茶匙的餘甘子粉能更有效地將高血糖控制在正常範圍內。除了控制血糖，研究也發現每天食用餘甘子連續三週後，受試者體內的壞膽固醇和三酸甘油酯減半，還拉升好的膽固醇指數。

然而餘甘子有個美中不足的地方，那就是它難吃無比。餘甘子味道又酸又澀、襯皮又厚，令人難以下嚥。我還記得我第一次吃到餘甘子時，並非吃水果本身，而是一個來自印度名為 Dabur Chyawanprash 的水果膏，吃起來甜甜辣辣的。

多年後，等我第一次吃到真正的餘甘子後……那衝擊的味道著實刻骨銘心。或許要讓餘甘子最容易入口的方法是將有機餘甘子粉加入水、果汁和果昔裡。你能在網路上購買有機餘甘子粉。

常有人問我：如果糖分會助長癌症，那水果裡的糖份算嗎？蔬菜水果裡含的天然糖份能為身體細胞提供能量，各種抗氧化物和營養素還有抗發炎和抗癌效果。而且任一種水果幾乎都含有某種抗癌化合物。因此我不擔心天然水果裡的糖份。如果有什麼我可以確定的事，那就是我絕對不是因為吃太多水果得到癌症。

十大抗癌蔬菜

二〇〇九年一月，研究人員在 Food Chemistry 期刊發表了一則研究，裡面比較了三十四種蔬菜萃取物對於八種不同腫瘤細胞株的抗癌效果。研究人員基本上把蔬菜丟進果汁機榨成汁，接著在不同癌細胞株上滴上幾滴蔬菜汁看看有什麼結果。許多蔬菜出現了顯著的抗癌效果，但是效果最好的是大蒜。大蒜能完全抑制以下的癌細胞株生長：乳癌、腦癌、肺癌、胰臟癌、攝護腺癌、兒童腦癌和胃癌。韭蔥的效果僅次於大蒜，但是在預防腎臟癌上卻是由韭蔥拔得頭籌。

但是大蒜和韭蔥並非唯一的抗癌神物，所有蔥屬和十字花科蔬菜都具備減緩癌症生長的功效。實驗中用到的蔥屬蔬菜為大蒜、韭蔥、洋蔥和青蔥。十字花科蔬菜則為綠花椰菜、白花椰菜、抱子甘藍、羽衣甘藍、紫甘藍和皺葉甘藍。波菜和甜菜根也在十大抗癌食物中上榜，其他入圍者有蘆筍、豆莢、蘿蔔和蕪菁甘藍。以下為該研究的節錄：

十字科蔬菜和蔥屬植物的萃取物抑制了所有實驗中的癌細胞株增殖，然而西方飲食中常見的蔬菜萃取物則相對效果較差。蔬菜具備的抗增殖功能只適用於癌細胞，而且獨立於其抗氧化功能之外。這些結果顯示蔬菜對於癌細胞有不同抑制效果，若要藉由飲食策略來達成癌症的化學預防，那麼在飲食中加入蔥屬或十字科屬蔬菜變得至關重要。[12]

研究中最強的抗癌蔬菜，包含深色葉類蔬菜、十字科屬蔬菜和大蒜佔比不到西方飲食的百分之一。研究中值得注意的地方就是蘿蔔能阻止乳癌和胃癌腫瘤生成達九成至十成，但是對於胰臟癌、腦癌、肺癌和腎臟癌不只沒有效果，甚至可能助長腫瘤增生。

康乃爾大學的研究人員在二〇〇二年進行了相似的實驗。他們在人類的肝癌細胞上滴了十一種常見蔬菜的萃取物。結果顯示波菜抗癌效果最佳，其次是高麗菜、紅椒、洋蔥和綠花椰菜。[13]大蒜和韭蔥未列入本項研究裡。抗癌期間，我每天吃下兩次的巨盆沙拉裡，多數一定包含兩項研究中名列前茅的抗癌蔬菜，幾個例外是韭蔥、蘿蔔以及蕪菁甘藍，因為當時的我不知道它們有如此強大的功效。

抗癌神物花椰菜

多項研究證明大量食用綠和白花椰菜能降低罹患乳癌和惡性攝護腺癌的機率。[14、15]可能的原因有幾個。人的免疫系統源自腸道，而體內對抗病原體、細菌、病毒、寄生蟲和有毒致癌物的第一線免疫細胞叫做上皮內淋巴細胞（IEL），這些細胞外包覆著芳香烴接受體（Aryl hydrocarbon Receptor）。花椰菜和其他十字科蔬菜富含名為芥蘭素的抗癌化合物，它們會啟動上皮內淋巴細胞的芳香烴受體，強化腸內免疫細胞功能。花椰菜還包含一種名為蘿蔔硫素的化合物，這是一種人們在切斷或咀嚼生花椰菜時會釋放的物質，也是目前已知肝臟解毒第二階段裡排毒能力最強的酵素。哪天你打算烹煮十字科蔬菜時，建議在烹煮前三十至四十分鐘將菜切好，以便蔬菜有足夠的時間釋放蘿蔔硫素。

綠花椰菜芽含有比成年綠花椰菜二十五倍的蘿蔔硫素、一百倍的芥蘭素。民眾通常可以在冷藏蔬菜區的苜蓿芽旁邊找到它們。你也可以購買花椰菜種子在自家種植，等待三至四天後發芽，它們能成為餐桌上最經濟實惠、免疫及排毒效果最好的食物。綠花椰菜芽建議生吃，加入沙拉風味更棒。不過我要提醒任何食物吃多了都不好，太多的蘿蔔硫素可能讓人中毒生病，所以一天最好不要食用超過四杯的綠花椰菜芽，二到三杯的量猶佳。

藥性菇類

香菇是能促進健康、強化免疫功能的食物，每天食用香菇對於像預防乳癌等各種癌症有著顯著的抗癌效果。雌激素受體陽性的乳癌需要雌激素才能增生，但是光從飲食中移除雌激素是不夠的，因為許多乳癌腫瘤會透過名為芳香環轉化酶的酵素轉換睪固酮素、自行合成雌激素。

在一則研究中，白鈕扣菇能降低芳香環轉化酶百分之六十的生成率，勝過於其他試驗中的蔬菜或香菇[16]。香菇也能提升免疫系統、降低體內的發炎反應。一天吃下一杯的白鈕扣菇量能提升五成唾液分泌免疫球蛋白A的抗體速度，[17]有助於健康。其他香菇、燕麥、大麥和營養酵母中含有名叫β-葡聚醣多醣體的抗癌化合物。

這些物質被稱為「生物反應調節劑」，因為它們具備啟動免疫系統的能力。[18]簡單來說，它們能讓免疫系統運作更順暢。研究人員曾在單車選手和馬拉松選手等耐力型運動員身上試驗β-葡聚醣。運動員經常在長時間比賽後生病，因為激烈運動會抑制免疫系統，但是一則研究發現，一群受試者在服用β-葡聚醣後，賽後發病率銳減一半。[19]

美國女性罹患乳癌的機率是亞洲女性的六倍，而研究人員發現個中原因是綠茶和香菇。二〇〇九年，研究人員發現，比起平常沒有攝取綠茶或香菇習慣的中國女性，平均每個月吃下十五個香菇和飲用十五杯綠茶的中國女性減少了高達九成的乳癌發生率。[20]

每天喝綠茶和吃香菇能對健康產生重大影響。我每天食用的巨盆沙拉裡一定含有未烹調過的香菇，但是近期的研究指出，煮過的香菇或許比生香菇好，因為烹調過程會消滅生香菇裡的毒素：蘑菇氨酸。如果你真的不喜歡香菇的味道，只想獲得香菇的免疫功能，你可以服用知名廠商 Host Defense 或 Mushroom Wisdom 出產的保健食品。

薑黃

薑黃是生薑的近親，幾千年來在印度阿育吠陀醫學裡扮演著殺菌和抗菌的角色，且經常用來治療傷口、感染、發炎和消化問題等等。印度人以植物性飲食為主，飲食中的香料含量在世上名列前茅，而印度人罹癌的機率相對西方國家低很多[21]。比起西方人，印度人罹患黑色素瘤、子宮內膜癌、腎臟癌的機率少九倍、乳癌少五倍、大腸癌少十倍、肺癌少七倍、攝護腺腺癌則足足少了二十三倍。[22]

薑黃是最強大的抗癌香料之一，它富含叫做薑黃素的抗發炎和抗氧化多酚，能夠抑制多種癌細胞生成。

印度、中東、泰國和馬來西亞料理中常見的咖哩粉中，通常含薑黃、香菜、孜然、辣椒、葫蘆巴，其他可能還有丁香、肉桂、小荳蔻、茴香和薑。我非常喜歡薑黃和咖哩粉，因此經常將它們加在我吃的東西裡。我連燕麥和果昔裡也習慣加入一茶匙的薑黃。

多數癌症藥物只會鎖定一種癌症生成路徑。例如 5-FU 主要鎖定ＤＮＡ，methotrexate 則針對葉酸還原酶。薑黃裡的抗癌化合物薑黃素則能鎖定至少八十種癌症相關的細胞訊號途徑，像 p53 蛋白、腫瘤壞死因子（ＴＮＦ）、白血球介素 -6（IL-6）、NF-kB 和 mTOR。[23] 薑黃素能夠阻擋任何階段的癌症發展，不論是癌症生成、腫瘤增生或癌症轉移。它還能觸發細胞凋亡，在不傷害正常細胞的情況下讓癌細胞自行滅亡。

許多臨床試驗發現，每天攝取八克的薑黃素對人體沒有任何毒害。[24] 一個關於薑黃素 C3 Complex 的研究也證實，每天服用十二克的薑黃素對人體無礙。[25] 就目前的結果，科學家對於薑黃素一天的攝取上限未有定論。薑黃能在一至兩小時內達到峰值濃度，一日攝取三次能維持約莫一致的治療效果。幾項研究發現高劑量的薑黃素補充品（一日八克）能強化化療藥物的功效。[26] 不過，依照不同藥物的結合，高劑量的薑黃素也可能產生反效果，因此使用上務必謹慎。

巴拉・阿格瓦（Bharat Aggarwal）是一名薑黃專家，參與及發表超過六百則科學研究，他建議人們以循序漸進的方式攝取薑黃，先從每天服用一克開始，連續一週後再加倍劑量，到了第四週將每天服用八克。二〇一七年，《英國醫學期刊》（British Medical Journal，簡稱 BMJ）發表了藉由薑黃逆轉癌症的首例。一名罹患骨髓瘤末期的女性每天服用八克的 C3 Complex 專利薑黃，搭配 BioPerine 專利胡椒鹼後，成功逆轉癌症病情。[27] BioPerine 是一種提取自黑胡椒果實和長胡椒的專利萃取物，能提升薑黃素吸收率達百分之兩千。[28]

牛至

牛至是一種抗氧化物和抗菌香料，具備抗菌、抗發炎和抗癌作用。牛至是世上十大抗氧化香料之一，而一茶匙牛至所含有的氧自由基吸收能力值（Oxgen Radical Absorbance Capacity，也是用來衡量不同食品抗氧化能力的指標），等同於兩杯紅葡萄。它富含槲皮素的類黃酮物質，能減緩癌症生成和促進細胞凋亡。它同時提供大量的維他命 K 和鐵。實驗室研究發現牛至萃取物能導致大腸癌、乳癌和攝護腺腺細胞死亡。[29~31]

大蒜

大蒜也是抗癌神物之一，無數研究證明大蒜能降低各種癌症發生率，尤其是大腸癌、胃癌、小腸癌和攝護腺癌。它具備強大的抗菌功能和抑制癌症生成，以及減緩增生的物質。大蒜能促進DNA修復，減緩癌症細胞分裂以及像薑黃和牛至一樣，誘發細胞凋亡。世界衛生組織甚至建議成人每天攝取大約一瓣新鮮大蒜。[32] 我在積極抗癌期間，每天幾乎攝取數瓣大蒜。我常將大蒜切成碎屑、連同水或果汁一起喝下肚。

黑大蒜是一種強化版的大蒜，需經過四十天在攝氏六十度至七十度的高溫、以及百分之八十五至九十五的溼度監控下發酵熟成，味道也由原來的嗆鼻、辛辣，轉變為酸酸甜甜，富有嚼勁的蜜餞口感。比起一般大蒜，黑大蒜的功效更勝一籌，抗氧化、抗發炎和抗癌功能也在大蒜之上。[33]

卡宴辣椒

如同多數的辣椒，卡宴辣椒富含辣椒素，也就是會讓人舌頭和嘴唇感覺著火的化合物。有研究證明，辣椒素能改變跟癌細胞存活、生長、血管新生和惡性轉移等活動相關的基因表現。

如同薑黃的薑黃素，辣椒素也能鎖定不同類型癌症的訊號途徑、癌基因和抑癌基因。[34]而且辣度越高越有效。卡宴辣椒會讓沙拉的味道辛辣許多，因此建議第一次不要加太多。如果你能吃辣，哈瓦那辣椒所含的辣椒素是卡宴辣椒的四至六倍，在史高維爾指標（Scoville Scale）上辣度指數可達二十萬。

喝茶護健康

另一個抗癌飲食的關鍵是飲用大量的藥草茶，尤其是研究證明具有強化免疫系統、排毒和抗癌功能的茶。以下幾種茶類能讓你遠離癌症。

護士茶傳奇

一九二二年，加拿大護士芮妮・凱斯（Rene Caisse）發現了這款藥草茶，主要成分由牛蒡根、大黃根、小酸模、榆樹皮組成。護士茶的英文名字叫 Essiac tea，剛好是她的姓氏 Caisse 倒著寫。據說芮妮有天值班時，一位老婦人向她講述二十年前她從印第安部落巫醫拿到秘方治癒乳癌的經歷，並將配方贈與芮妮。兩年後芮妮利用配方挽救了罹患胃癌和肝癌的姨媽，還治好了母親的肝癌。芮妮之後開設診所，以藥草配方治療癌症病患，直到受不了加拿大政府施壓和訴訟壓力下才關門。儘管無數人想開價購買配方，芮妮始終拒絕販售配方。

一九五九年，她與已故美國總統約翰・甘乃迪的私人醫生查爾斯・布魯許（Charles Brusch）合夥，不斷對此秘方進行探索。布魯許醫師擴增配方，加入西洋菜、水飛薊、紅花苜蓿以及海藻，並用來治療自己診所的病患，甚至自己的腸癌。實驗研究發現，護士茶的抗氧化能力是綠茶的五倍，而且對於各種癌症具備抑制腫瘤生長和刺激免疫反應的抗癌作用。[36] 兩款知的名護士茶品牌為 Essiac Canada International 推出的護士茶和 Flora 公司的 Flor-Essence。人一天只需攝取少量的護士茶，每天服用兩到四次、每次三十至八十五克即可。由於配方現在已經廣為流傳，你也能自己動手做。我推薦 Mali Klein 在 YouTube 上的護士茶製作影片。（請注意：金屬器具和茶壺可能會釋放像鎳和鉻等金屬到茶裡，不鏽鋼也不例外。[35] 建議使用陶瓷或玻璃茶壺煮茶。）

傑森・溫特斯茶

一九七七年，傑森・溫特斯（Jason Winters）確診癌症，只剩三個月的壽命。他帶著破釜沉舟的心情，開始環遊世界、尋找治療配方。他找到了三大洲上用來治療癌症、流傳了數個世紀的藥草配方：紅花苜蓿、槲樹，以及一種名為Herbalene 的漢方，內含黃耆和女楨。

一開始溫特斯單獨服用每個藥草，結果病況更糟。最後他孤注一擲下，將所有藥草同時放在茶裡，一天喝大約三公升，他脖子上的巨大腫瘤也因此縮小，三週後消失無蹤。經過這個事件後，他開始販售這個配方，現在稱之為傑森・溫特斯茶。過去三十年的研究顯示，傑森・溫特斯茶裡的藥草具有淨化血液與促進免疫系統的功能。[37,38]槲樹有抗癌效果[39]；黃耆則能抗氧化、抗發炎、抗菌和提升免疫功能[40]；紅花苜蓿有抗氧化作用，同時能抑制芳香環轉化酶。[41,42]

傑森・溫特斯把他抗癌的經歷寫成一本書，書名是《殺死癌症》（Killing Cancer），並將餘生投入於健康教育，他在世界各地獲得無數獎項，於一九八五年在馬爾他共和國受冊封為騎士。傑森・溫特斯茶非常順口，沒有咖啡因，我的孩子喜歡以傑森茶稱之，我們家習慣喝冰的。

蒲公英根茶

這個經常出現住家後院的煩人雜草是個深藏不露的抗癌神物。實驗室和動物實驗結果發現，蒲公英根茶能在不傷及正常細胞的情況下，殺死各種類型的癌細胞，包含大腸癌、乳癌、血癌、黑色素瘤，甚至胰臟癌。[43~47]蒲公英根茶的製作方法很簡單。你只需找到一根未受除草劑污染的蒲公英，剪下根部後切成小段，再磨碎。將二分之一茶匙的碎屑放入茶包，丟入煮沸的熱水浸泡二十分鐘，每天喝上兩杯。你能在健康食品店或網路上賣場找到蒲公英根茶和蒲公英根。剩下的蒲公英葉片可以留下放入沙拉或打成果昔。請不要食用它頂上的白色冠毛。

綠茶

飲用綠茶的習慣最早可追溯到一千年前中國。綠茶富含一種名為兒茶素的抗癌植物營養素以及表沒食子兒茶素沒食子酸酯，抗氧化成分比藍莓或石榴高出十三倍。經常飲用綠茶能降低心血管疾病和其他疾病的死亡風險。[48]它還能預防乳癌、攝護腺癌和大腸癌等。[49]抹茶比一般綠茶的營養價值更高，因為抹茶是以整片茶葉研磨沖泡而成（市面有售現成的抹茶粉）。在營養的攝取上，抹茶會比其他種類的茶更完整。你可以選擇飲用熱或冰抹茶，加進果汁裡或製成果昔。

洛神花茶

近來的研究發現洛神花茶的抗氧化作用更勝綠茶，而且富含酚酸、類黃酮和花青素。洛神花茶萃取物能抑制實驗中的癌細胞生長，對發炎反應、動脈粥狀硬化、肝病、糖尿病和其他代謝症狀有十足的療效，可說好處多多。Celestial Seasonings 的有機 Zinger tea 系列就是不同的洛神花茶。[50] 你也可以購買有機乾燥洛神花來自己動手泡，或加進果昔、水或果汁裡一起飲用。

營養基石

抗癌不需要任何秘密配方、亞馬遜深處的仙草，或要價上萬美金的療程。癌症病患不需要翻山越嶺只為尋得一帖解方，更不需要為了支付幾個昂貴療程而錙銖必較。水果、蔬菜、香菇、香料、堅果、種子和藥草茶就是抗癌飲食中的主要基石。道理很簡單，地球上自然產出的原型食物能提供身體所需的營養，幫助身體修復、再生、排毒和痊癒。不管你在抗癌的路上，或是想拒癌症於千里之外，希望你現在體認到飲食習慣的重要性。你放入嘴巴、吃下肚的食物能成為你身強體壯或病入膏肓的關鍵。從現在起好好慎選自己的飲食吧！

第五章 健康新配方：打造抗癌飲食

任何人工食物，拒吃就對了。

——傑克・拉蘭內

根據舊約聖經，《但以理書》裡頭記載了一段關於猶太人被擄至巴比倫的生活。巴比倫王尼布甲尼撒從以色列皇室貴族中挑選了才貌兼備的年輕男性，讓他們受訓後準備在宮中服侍巴比倫王三年，其中一人就是但以理。國王下令青年與國王享用同樣膳食，可是但以理不願違背自己的宗教傳統，向太監長請求不用王膳卻遭到拒絕。但以理說道：「求你試試，僕人們十天，給我們素菜吃，白水喝，然後看看我們的面貌和用王膳那少年人的面貌，就照你所看的待僕人吧！」

（《但以理書》第一章12節）

但以理口中的素菜指的是像全穀、豆類、豌豆、水果、蔬菜、堅果和種子等當地能取得的植物性食物。太監長答應了但以理的請求，但以理和他朋友在吃完十天粗茶淡飯的植物性食物後，容貌卻比其他食用王膳的年輕人顯得更健康、豐潤。究竟讓他們更健康的關鍵是神蹟，還是飲食呢？

兩千七百年後，距離我家兩個街區外的曼斐斯大學，決定尋找解答。研究人員找來四十三位健康的受試者，進行維持二十一天的「但以理禁食法」，期間受試者只能攝取以水果、蔬菜、堅果和種子組成的純素食物，禁食任何動物性食物、加工食品或任何含添加劑、防腐劑、白麵粉、代糖、咖啡因的食物以及酒精。二十一天後，受試者血液中的一氧化氮分子和抗氧化能力明顯提高，兩者都是有益健康的指標。他們的氧化壓力、血壓、膽固醇、胰島素指數、胰島素阻抗以及C-反應蛋白（C-reactive protein, CRP，是目前最普遍應用的急性發炎指標）都有下降的趨勢。[7]在短短二十一天內，以原型食物與植物性食物為主的飲食大幅降低了受試者罹患新陳代謝和心血管疾病的風險。如同但以理跟他的夥伴，受試者變得更健康。相對地，國王的飲食並不健康，而是一種炊金饌玉的飲食。但以理時代的王膳內容大概很像多數人的現代飲食，一個以肉類、起司、甜點和酒精組成的飲食。

植物性飲食是最佳的抗癌飲食

我徹底改變生活的第一步是先進行九十天強化版的但以理禁食法。秉持著活下去的堅強意志，我決心將身體打造成癌症無法存活的環境。而這麼做的第一步就是丟棄所有加工的人造食物和動物性食物，改成有機的原型食物和植物性飲食。

二〇〇五年，加州大學舊金山分校研究人員和醫師狄恩・歐尼許（Dean Ornish）以及加州大學洛杉磯分校和紀念斯隆－凱特琳癌症中心（Memorial Sloan Kettering Cancer Center）的同事著手參與研究，證明初期的攝護腺癌可以透過徹底改變飲食和生活習慣逆轉病情，主要著重於低脂肪、全穀的植物性飲食以及保持運動習慣和壓力管理。比起傳統治療，以植物性飲食為主、每天運動和採用壓力管理的四十四名受試者在一年後，攝護腺特異抗原（PSA，是攝護腺癌的初步檢查指標）的值平均下降了百分之四。百分之四或許聽起來不多，但這意味著他們的癌症停止成長、身體正在逐漸復原，而且以嚴格遵守飲食和生活習慣指示的病患進步幅度最大。相對地，控制組中的四十九位病患則未改變任何飲食或生活習慣，他們的ＰＳＡ指數平均上升了百分之六，也就是疾病繼續惡化。研究人員將採用植物性飲食的病患血液滴到癌細胞上，發現血液抑制癌症的能力是一般的八倍，並讓實驗室中的攝護腺癌細胞成長減緩百分之七十。繼續吃著標準美式飲食的控制組受試者血液只減緩癌細胞成長百分之九。[2]

另一個研究找來十名攝護腺癌症末期的病患，病患摘除了攝護腺但ＰＳＡ指數依然上升。這十名病患參與類似上述的實驗內容，也就是採用低脂肪、原型食物和植物性飲食與壓力管理。四個月後，一半的病患ＰＳＡ指數成長明顯趨緩，三名病患的ＰＳＡ指數下滑、甚至比實驗開始前更低，暗示著病情好轉中。只有兩名病患沒有任何改變。[3] 如同歐尼許的研究，嚴守實驗指示、徹底遵行的病患在病情上獲得最大的進步。

二〇〇六年，歐尼許研究中同一批研究人員再次針對乳癌細胞進行類似的研究。他們找來一批採用標準美式飲食、過重和過胖的更年期女性，採集她們的血液後，將血液滴到三種乳癌細胞上，血液幾乎沒有嚇阻癌細胞成長的作用。接著研究人員讓這些女性改採低脂肪、原型食物和植物性食物為主的飲食，以及每天上一堂運動課程。十二天後，他們採集了更多血液樣本，滴到癌細胞上，他們發現女性的血液現在具有百分之六至十八抑制癌細胞成長的能力，還增加二至三成細胞凋亡的發生率。[4]

二〇一五年，審閱完八百個研究報告後，世界衛生組織之國際癌症研究機構（ＩＡＲＣ）將培根、香腸、火腿、鹹牛肉、罐頭肉品和肉乾等加工肉品列為一級致癌物，代表這些食物與癌症有直接關聯。世界衛生組織表示一天光吃下五十克的加工食品，也就是約莫兩條培根的量，就會增加百分之十八的大腸癌發生率。[5] 國際癌症研究機構也將紅肉歸類為２Ａ類致癌物，也就是這些物質對人類致癌的證據有限，但有足夠在其他動物身上致癌的證據。最大的風險為大腸癌，而其他證據也顯示紅肉和加工肉品跟胰臟癌和攝護腺癌有所關聯。另一個統合分析則指出，攝取過多的紅肉和加工肉品與大腸癌、食道癌、肝癌、肺癌和胰臟癌的發生率有關。[6]

那麼從飲食中去除加工肉品和紅肉能降低罹癌風險嗎？答案是會的。但是這只是冰山一角，攝取動物性食物也會以各種方式提升癌症的發生率。以原型食物、植物性食物組成的抗癌飲食，最大的功效在於它能降低體內類胰島素生長因子（IGF-1）。IGF-1不但會促進癌細胞的生長，還會抑制癌細胞的凋亡，讓癌症的擴散更為迅速，而它會隨著飲食中出現大量動物性蛋白質和精糖增加。經過兩周的原型食物和植物性食物飲食後，乳癌病患血液中的 IGF-1 指數急速下滑，還提升了癌症抑制能力。[7]

多數人類癌細胞，例如大腸癌、乳癌、卵巢癌、黑色素瘤甚至白血病都與一種名為甲硫胺酸（methionine）的胺基酸息息相關。[8,9] 沒了甲硫胺酸，癌細胞就會滅亡。有九種胺基酸無法自行在人體內合成，甲硫胺酸便是其中之一，而既然人體無法合成，那麼它的來源一定是食物。而含有最多甲硫胺酸的食物群就是動物性食物。停止攝取動物性食物就是減少癌症素材甲硫胺酸和控制癌症成長的其中一個方法。整體而言，水果幾乎不含甲硫胺酸，蔬菜、堅果和全穀只有少量的甲硫胺酸。植物王國中甲硫胺酸來源最多的食物是豆子，但是跟動物性食物相比簡直小巫見大巫。牛奶、雞蛋和紅肉的甲硫胺酸比豆類高出兩倍、而雞肉和魚類則高出五至七倍。

豆子、去皮豌豆、鷹嘴豆、扁豆富含一種珍貴的抗癌化合物——六磷酸肌醇（inositol hexaphosphate），也稱為植酸或 IP6。IP6 能降低細胞增生並消滅腫瘤癌細胞、強化化療的抗癌效果、抑制癌症擴散和提升生活品質。[10] 二〇一四年的研究發現，介於五十至六十五歲的中高年齡美國人，如果他們的高蛋白飲食中有超過兩成的卡路里來自動物性蛋白，那麼他們在接下來十八年內死於癌症或糖尿病的機率高於一般人四倍，死於其他疾病高出兩倍。但是以植物性飲食為主的人並未增加任何風險。[11] 高動物性蛋白的飲食通常飽和脂肪含量也較高，導致肺癌、大腸癌、胃癌和食道癌的發生率大增。[12~14] 女性還會增加乳癌，男性增加攝護腺的機率。[15,16]

另一個常見於動物性食物的癌症助長物是血基質鐵（Heme Iron），因其形式為二價鐵，容易被人體腸道吸收利用，常見於紅肉、內臟和貝類海鮮。少量的鐵質有益身體、幫助紅血球生成，過量的鐵質則導致氧化傷害和DNA破壞，加速體內致癌物質亞硝基化合物（N-nitroso compounds）的生成。除此之外，食道癌、胃癌和大腸癌的機率也會隨之上升。[17,18] 血球生成用剩的鐵質會堆積在肝臟、心臟、胰臟，導致鐵質沉積負荷，因為人體除了流血外沒有排除鐵質的方法。

此外，二〇一八年的研究歸納出結論，兩種常用於鐵類保健食品：檸檬酸鐵（ferric citrate）和乙二胺四乙酸鐵（ferric EDTA）會增加大腸癌細胞中的雙調蛋白（amphiregulin），這是一種已知的癌症生物標記，與長期癌症和不良預後有關[19]，因而可能是潛在的致癌因子。另一種硫酸亞鐵則沒有這種效果。女性每月的月經有個鮮為人知的優點，那就是女性能在停經前，藉由月經排出體內多餘的鐵。二〇〇八年的軍人醫院研究發現，每半年刻意降低心血管疾病病人血液中的鐵質，能讓癌症發生率減少百分之三十七，罹癌的病患則能降低死亡率。[20]

非血基質鐵常見於植物性食物中，尤其是豆類、芝麻、南瓜子、波菜、瑞士甜菜、藜麥和杏桃乾。如果你選擇用原型的植物性食物取代動物性食物，就能停止攝入動物性蛋白和飽和脂肪，減少體內 IGF-1、甲硫胺酸和血基質鐵的指數，並增加只見於植物性食物中上萬種具抗癌效用的植物營養素。

植物力量大

美國疾病管制與預防中心和美國癌症研究所多年來不停鼓勵大眾每天至少吃五份蔬菜水果來預防癌症，但是二〇一七年的研究發現吃十份的效果更好。每天吃下十份蔬菜水果（約莫八百克），能降低百分之二十四的心臟疾病發生率、百分之三十三的中風機率、百分之二十八的心血管疾病發生率、百分之十三所有癌症的發生率，以及百分之三十一早死的機率。[21,22] 然而每天攝取五份蔬菜水果的美國人不及三分之一。更糟的是，美國人常吃的蔬菜水果抗癌營養素含量卻是最低。充滿動物性食物和加工食品、蔬菜水果嚴重不足的現代飲食不但有害身體健康，還會讓體內的抗癌化合物日益減少。

因此我的抗癌飲食策略就是讓體內的「營養過頭」，我想讓體內充滿蔬果的營養物，以便有足夠的能量和動力能修復、痊癒和排毒。我決定吃下超過建議的每日攝取量，從標準美國飲食每天一至兩份的蔬菜水果，變成每天十五至二十份的量。

我手上一本關於用營養對抗癌症的書籍裡頭建議採取更激進的植物性飲食，也就是學習伊甸園中的亞當和夏娃，只吃有機的生機飲食。二〇〇四年一月，如同多數其他世界上的人，我從來沒聽過生機飲食，但是我很想一探究竟。當時社群媒體尚未問世，自然沒有生機飲食網紅或是任何可以追蹤的健康達人，我手邊只有幾本另類醫療作者寫的書。但是這樣的建議在我聽來頗有道理，我決定嘗試只吃天然無農藥的有機蔬果，看看簡單、純粹的生機飲食能為身體帶來什麼變化。

我的抗癌飲食有兩大目標，一是去除所有造成身體負擔、助長癌症生長的食物，例如加工食品和動物性食物。第二是盡可能吃下大量來自於土壤的高營養價值食物，以便體內充滿上萬種維他命、礦物質、酵素和抗氧化物質等植物營養素與其他抗癌化合物。不過要達成這個目標光靠服用保健食品是做不到的，而是需要徹底調整飲食。我的飲食由三個元素組成，也是我口中的「健康金三角」：

1. **榨果汁**
2. **巨無霸抗癌沙拉**
3. **抗癌水果果昔**

榨果汁

在了解果汁的價值之前，你必須先了解人類吃下食物後所發生的事情。當你在咀嚼食物的時候，其實就是在把食物打成汁，你把食物分解成液體、敲開細胞壁。唾液中的酵素會幫助消化，讓人體吸收營養。消化系統無法分解的食物分子，例如纖維，就會由糞便排出。咀嚼的過程會讓水果和蔬菜的營養從非水溶性纖維中分離出來，你咀嚼得越多，就能吸收食物中越多的營養。而打果汁是能幫助身體攝取大量蔬菜與水果營養的方法，而不用咀嚼十幾公斤的蔬菜。果汁能釋放食物中九成的營養素，是用嘴咀嚼食物的三倍之多。

另一個關鍵是吸收。如果你的消化道已經發炎，裡面充滿壞菌，腸道可能只能吸收你吃下食物的少量營養。新鮮的果汁充滿活性和營養，而且有利人體吸收和使用。分解和消化食物的過程需要耗費人體大量能量，這也是為何人們吃完豐盛的大餐後常常覺得昏昏欲睡。人體需要食物中的營養和能量，但是消化食物的過程則會耗費人體修復所需的能量。因此，許多癌症末期病人都有營養吸收不良的問題。然而新鮮現榨的果汁中能讓人體在不用耗費能量消化食物的情況下，快速吸收維他命、礦物質、酵素和植物營養素等，這些物質很快進入血液，並隨著血液傳輸至體內細胞。

剛開始，我每天喝下約莫兩公升的純紅蘿蔔汁，一天分成八次喝。隨著我的發現越來越多，我開始加入更多的材料。有成千上萬種的蔬菜汁組合，但是我選擇維持簡單，只單純喝紅蘿蔔汁或以下其中一種組合。

我的蔬菜汁基本食譜（一人份）

五根小的紅蘿蔔
一至兩根芹菜莖
二分之一的甜菜根（以及少許甜菜葉）
一片指節大小的生薑

我的進階版食譜（兩人份）

五根小的紅蘿蔔
一至兩根芹菜莖
二分之一的甜菜根（以及少許甜菜葉）
一片指節大小的生薑（或能忍受的最大極限）
一個指節大小的薑黃根（或能忍受的最大極限）
四分之一至二分之一未削皮的檸檬或萊姆
一整顆未削皮的青蘋果
一瓢大蒜（或能忍受的最大極限）

將所有材料一起打成果汁，看打出來的量有多少再予以調整，以便達成每天想喝的量。

你可以加入以下額外的東西，來提升果汁的營養價值：

一匙綠色食物配方粉
四分之一至一茶匙的餘甘子粉
四分之一至一茶匙的辣木粉

四分之一至一茶匙的抹茶粉

五十六克至一百七十克的蘆薈粉

紅蘿蔔

紅蘿蔔充滿抗癌營養素，紅蘿蔔汁擁有世上最高含量的天然維他命A、α-胡蘿蔔素和β-胡蘿蔔素。兩百三十毫升的生紅蘿蔔汁擁有四萬五千ＩＵ的維他命A，能促進排毒、有益健康，不同於保健食品中合成的維他命A。紅蘿蔔也富含維他命B-6以及維他命E和K，以及像鈉、鉀、鈣、鎂和鐵等礦物質，還有茄紅素等類黃酮和類胡蘿蔔素，以及葉黃素。這些營養素一起促進人體細胞、抑制不同癌症增生與強化免疫系統。類胡蘿蔔素和維他命A具有抑制體內誘發癌症的強大能力，而且對象不只病毒，還有化學物質和輻射。至少這些營養素的這項效用能直接作用在細胞上。[23]另一個存於紅蘿蔔的超強抗癌物質是鐮葉芹醇（falcarinol），一種也見於高麗參的脂肪醇（Fatty Alcohol）。實驗研究結果發現，鐮葉芹醇具有抗菌、抗黴菌、抗發炎、抗癌症和強化免疫系統的功能，尤其在對抗白血病和大腸癌上效果特別顯著。[24]

甜菜

甜菜是抗氧能力名列前茅的蔬菜之一，它也像紅蘿蔔擁有類胡蘿蔔素、茄紅素和維他命A，具有強大的抗癌和抗致突變功效。甜菜色素中的前花青素（proanthocyanidins），也是一種極強的抗癌植物營養素，其他還包含天然抗發炎化合物甜菜鹼（betaine）、維他命C、葉酸、錳和鉀。甜菜也能幫忙降低高血壓和增加運動耐力。打果汁時記得甜菜根與甜菜葉都要一起打。

芹菜

就像紅蘿蔔，芹菜富含抗癌化合物脂肪醇與維他命A、C、K，錳、鈣和鉀等礦物，以及許多植物營養素，例如多醣、抗氧化物、酚酸類和類黃酮。芹菜有兩個特別值得注意的抗癌類黃酮：芹菜素和木犀草素。二〇一三年五月，俄亥俄州立大學證明，芹菜素能促使乳癌細胞凋亡。[25] 換句話說，讓癌細胞回復到原本的正常狀態。芹菜素能抑制芳香環轉化酶（也就是一種能促進癌細胞增生的雌激素），以及乳癌跟攝護腺癌細胞生長。[26] 芹菜素也能讓藉由啟動名為p53的腫瘤抑制蛋白來增強化療對癌細胞的治療作用。[27]木犀草素保護細胞免於DNA破壞，而芹菜素和木犀草素都有抗血管生成作用。[28,29]木犀草素也存在於朝鮮薊，香芹和洋甘菊茶則有高濃度的芹菜素。

薑

薑是一種富含抗氧化物、抗發炎和抗癌症物質的莖類植物。[30,31]多項研究證明，薑能抑制腫瘤細胞、減緩癌症轉移和促進癌細胞凋亡，保護正常細胞免於放療傷害，以及增強化療效果。[32~34]新鮮的薑根很辣，一小片或一個指節大小就效果顯著。建議第一次不要加太多，逐量增加即可。

果汁製作秘訣

首先，最重要的是要購買有機食材。在美國，一般多數的農產品都含有農藥、殺菌劑、除草劑等殘留。雖是這麼說，如果你無法負擔或買到有機農產品也別輕易放棄。喝果汁的好處遠勝過農藥風險，因此能買到什麼就用什麼吧。

一開始不要太執著蔬菜汁配方或比例，你所需要的蔬菜量取決於你使用的果汁機，而你很快就能上手。果汁的配方比例有無限多種可能性，所以你能盡情實驗。蔬菜汁對人體很好，盡量多喝。如果太濃稠，你也能在果汁裡加入開水稀釋。我習慣不使用葉菜類植物，因為它們打出來的量不如水果或莖類植物，令我覺得有點浪費。此外，有些波菜或羽衣甘藍等葉菜類植物因為含有大量的草酸，因此不適合所有人飲用。我習慣以沙拉或打成果昔的形式攝取葉菜類植物。

我常常在蔬菜汁裡另外加入有機蔬菜粉。市面上有不同廠牌，不同產品也含有不同成分，例如大麥草、小麥草、小球藻（Chlorella）、螺旋藻（Spirulina），以及大量的豆芽和蔬菜。蔬菜粉富含葉綠素、微量礦物質、抗氧化物和酵素。有些廠牌還會推出獨立包裝，方便民眾出門或旅行也能攜帶蔬菜汁。

你製作了大量的果汁後，最好的保存方式是把果汁放入密封的梅森瓶或回收玻璃瓶內，為了減少瓶內空氣，請盡量把瓶子裝滿，這能減緩果汁氧化速度、幫助果汁維持新鮮一整天。接著把果汁放入冰箱內冷藏。我建議在清晨、早上十點左右、中午午餐、下午、晚餐飲用，並在睡前喝完剩下的果汁。

如果你想每天製作大量的果汁，那你會需要一台好的果汁機。便宜的果汁機常常會卡住或榨出來的果汁量不如預期，搞到你最後身心俱疲、打消念頭。我在二〇〇四年買了一台配有商業馬達的 Champion 果汁機，價格三百美金，用了超過十年才更換零件。其他像 Omega、Green Star、Breville 也都是高品質廠牌。

要將材料榨得淋漓盡致，可以先用 Champion 果汁機初步榨過一次，接著再把材料放入 Welle 或 People 的冷壓果汁機，這能讓食材再榨出百分之五十的果汁。比起單單使用要價兩千四百美金、堪稱果汁機界的勞斯萊斯 Norwalk 果汁機效果更好，這樣雙步驟的做法能在每回榨紅蘿蔔的情況多榨出六十毫升，而且花費只有 Norwalk 的三分之一。如果你的手頭有點緊，可以上網看看是否有二手果汁機在賣，或問問社群媒體上的朋友。你的朋友之中或許有人家裡正好放著一台佈滿灰塵的果汁機，剛好能送你或借你。不要讓預算限制了你的行動。開口求助吧，最重要的是開始讓身體喝果汁。

常常有人詢問我紅蘿蔔或甜菜汁裡是否含有過多糖分，而糖分會助長癌症。癌細胞雖然主要依靠葡萄糖生長，但是身體裡其他細胞也是如此。所有蔬菜水果、穀物和動物性蛋白都必須分解轉成葡萄糖來提供細胞能量。紅蘿蔔和甜菜含有抗癌營養物，能抑制癌細胞、阻礙癌細胞再生、轉移，以及導致癌細胞凋亡。在我看來，紅蘿蔔和甜菜裡植物營養素能帶來的好處和抗癌化合物，遠勝於任何糖分可能帶來的負面影響。

我們罹癌絕對不是攝取太多紅蘿蔔或甜菜所致。在知名醫師馬克斯・葛森（Max Gerson）和魯道夫・布魯斯（Rudolph Breuss）傳奇性的飲食替代療法裡，都將紅蘿蔔和甜菜列為主要食物，而我知道的許多抗癌成功案例也在過程中曾攝取大量的紅蘿蔔和甜菜汁。因此我從不擔心紅蘿蔔和甜菜裡的糖分，我想各位也不用。

講完蔬菜汁，那麼水果汁呢？根據我在二〇〇四年所閱讀到的文獻，就算是新鮮的水果汁對癌症病患糖分也可能過高，因此我當時避開水果汁，只吃完整的水果或打成果昔。不過事過境遷，我對水果汁的想法完全變了。不同水果汁，尤其青蘋果和檸檬汁，也含有大量的抗癌化合物。葛森療法（Gerson Therapy）要病患每天早上喝下一份新鮮柳丁汁，以及一天內喝下多次青蘋果和紅蘿蔔各半的果汁。如果你很擔心果汁裡的糖分，可以選擇吃完整的蘋果或柳丁，但是檸檬汁絕對不能少。

每日果汁習慣

我不建議購買超市販售的蔬菜和水果汁，因為多數都不新鮮，而且經過加工、消毒和保存程序。新鮮的有機蔬果汁絕對是首選。有些健康專家建議每天馬上喝下現榨的蔬果汁，以免營養價值流失，不過有研究發現新鮮蔬果汁的酵素和營養價值足以保存幾天。二〇〇四年，我沒有空閒餘裕能每天製作八次蔬果汁，因此想了最簡單又可保存營養的辦法。

我的首要之務是讓身體攝取大量的蔬果汁，因此每天一大早起床我先製作一整天所需的蔬果汁。我用大約兩公斤的紅蘿蔔榨出大約一公升的果汁，接著加入薑根、甜菜根、芹菜和其他材料，最後達到約莫兩公升的量，分批在一天內喝完。兩公升的果汁理想上是一天分成八次、每次兩百四十毫升在一小時內喝完。許多整體癌症療法診所要求病人每天喝下約莫一至三公升的果汁。葛森療法則規定病患每天喝十三種果汁，每小時一次。把果汁想成是一種藥物治療，而每小時定時攝取，才能一整天讓血液維持高濃度營養。

營養過頭

為了確保身體擁有足夠能修復、再生和排毒所需的營養，我不停喝下大量紅蘿蔔汁，多到皮膚變成了黃色。攝取過多β胡蘿蔔素會導致皮膚色素沉澱變黃；

嬰兒不小心吃太多紅蘿蔔或地瓜泥時也會出現相同情況。這種現象叫做胡蘿蔔素血症，但是有護士以為我是得了肝病而引起黃疸。不過兩者最大的差別在於，胡蘿蔔素血症不會使眼睛鞏膜變黃，黃疸則會。如果你因吃太多紅蘿蔔皮膚變黃，也不用太擔心，只要減少紅蘿蔔的攝取量，症狀自然就會消退。常常有癌症病患因攝取太多紅蘿蔔汁變黃被醫生警告說過多的維他命A會傷肝，但是這樣的說法只是用於維他命A的保健食品，而非紅蘿蔔汁。

巨盆抗癌沙拉

我的抗癌金三角裡的第二個要角是沙拉，它也是世上最大、最威猛的沙拉。製作這個沙拉背後的發想很簡單，我想要盡可能將所有抗癌蔬菜裝進我體內。我開始嘗試生機飲食時，買了很多本生機飲食食譜，但是許多食譜都太複雜或耗時，而且包含的食物種類太少。因此我自創的沙拉成了我每天中餐跟晚餐的主食。我不介意每天吃一樣的食物，因為製作方法簡單又美味可口。加上我不需要花額外時間構思三餐，在知道我要吃什麼的情況下，我每週到超市都知道要買什麼，根本不會有浪費的問題。

其實我的沙拉沒什麼秘密配方，但是我有一些原則，例如不加任何肉或起司或超市販售的沙拉醬。在能負擔的範圍內，盡可能使用有機農產品，來減少農藥、除草劑或除菌劑殘留。

我的抗癌沙拉配方

葉菜類植物：例如羽衣甘藍、波菜、瑞士甜菜、芝麻葉

綠花椰菜、綠花菜芽／白花椰菜／紫甘藍／紅洋蔥、青蔥或黃洋蔥切片／韭蔥

紅椒、黃椒或青椒（我知道嚴格來說這些是水果）／二分之一或完整的一顆酪梨／葵花子／杏仁或核桃（未加鹽、生的或熟的都行）／鷹嘴豆芽／黑扁豆芽／綠豆芽

所有的蔬菜都很好，各位可以自由加入自己喜歡的蔬菜，不過留意蔬菜有產季和價格的問題。浸泡種子和堅果讓它們發芽能釋放更多酵素和營養，也更容易消化，但是這並非必要選項。未發芽的堅果和種子已經是有益健康的食物。如果

要生食豆類，則應該先浸泡後予以發芽，否則建議煮過再食用。

用發酵食物增進健康

萬病之源來自於腸道健康，也因此病人經常有消化或腸道問題，理由可能是富含肉類、乳製品和加工食品的飲食所致、吃下有嘉磷塞農藥殘留的一般作物、服用抗生素等等，所有原因都可能直接破壞腸道健康或讓發炎、引起病症的壞菌增加。恢復健康的其中一個關鍵就是重新修復腸道和消化系統健康。第一步就是吃下大量植物類的食物，這些富含澱粉和纖維（益生元）的食物能成為腸道好菌（益生菌）的食物。第二步是每天吃一點發酵食物，幫助維持腸道環境，強化體內益菌叢。

發酵食物能夠增加腸內的益生菌、取代壞菌、強化腸道和免疫系統功能。醃製蔬菜像是德式酸菜、韓國泡菜、醃黃瓜，還有蘋果醋都是我喜歡的發酵食物。傳統的酸菜只用三種材料：高麗菜、水和鹽巴。韓國泡菜則是韓國版的德式酸菜，通常由發酵大白菜、洋蔥、蒜頭和辣椒組成。美國健康專業月刊《健康》曾將韓國的泡菜評選為世界五大健康食品。（譯者按：其他為日本的納豆、西班牙的橄欖油、希臘的優酪乳和印度的扁豆）泡菜富含維他命C、胡蘿蔔素、維他命A、B1、B2、鈣、鐵和好菌。

不過就像俗話說的「過猶不及」，發酵食物吃太多也可能傷身。在亞洲，有泡菜文化的國家也正好是胃癌發生率最高的國家。在韓國和日本進行的一個統合分析觀察報告指出，攝取大量的醃製蔬菜會增加百分之二十八的胃癌發生率。

泡菜可說是韓國最具代表性的飲食，占了韓國人鈉攝取量的兩成，而醃製食物裡大量的鈉可能就是罪魁禍首。[35]不過充分了解利弊後，我認為每天加入約莫四分之一杯的少量泡菜或酸菜到沙拉裡無傷大雅。下次逛附近超市或健康食品店時，請在冷凍區留意並選擇有機酸菜、泡菜或醃製黃瓜。比較不同品牌時，選擇鈉含量較少的產品。

我的抗癌沙拉醬

有機蘋果醋（我超愛Bragg）／特級初榨橄欖油或冷壓初榨亞麻籽油（我推薦Bragg和Barlean）／有機牛至／有機大蒜粉／有機薑黃或咖哩粉／有機卡宴辣椒／有機黑胡椒／Bragg有機草本調味料（含有超過二十幾種有機草本和香料成

分）／營養酵母（我依然推薦 Bragg）

依據個人喜好，少量添加橄欖油或亞麻籽油和有機蘋果醋。如果你不喜歡蘋果醋，檸檬汁是個很棒的替代品或是額外選項。逐量添加在香料上。

請注意：少數轉換成生機飲食的人可能會出現消化不良或腹脹的情形。一開始這樣很正常，因為身體或許還未適應攝取大量的植物性食物，需要幾天或幾週時間才能適應。細嚼慢嚥、每天吃發酵食物和隨餐吃下高品質的消化酵素能幫助身體適應。如果你有消化困難，也可以將沙拉的材料打成果昔或煮成湯。

> 實驗室研究發現，橄欖油裡的化合物橄欖油刺激醛（oleocanthal）能在一小時內殺死癌細胞。[36]

綠拿鐵

另外一個吃下沙拉裡所有抗癌蔬菜的方式就是把所有食材丟進果汁機，加入一至兩杯蒸餾水、打成汁後喝下去。這對於不能吃固體食物、想要出門帶著走、或想要讓嘴巴休息一下的人是個絕佳選項。用果汁機打成液體能增加可吸收的營養物。液狀的沙拉喝起來口感可能有點微妙，有點像沒味道的冰冷蔬菜湯。我知道聽起來不太誘人，但是記得，你是為了健康而非味道喝下沙拉。就算要捏著鼻子也要喝下去，把沙拉放到自己的身體裡就對了。另一個選項是把打成液體的沙拉，放到爐子上加熱。如果要維持一定生度，記得將溫度控制在攝氏四十度以下，酌量加點調味料，然後以喝湯的方式喝下去。但是如果你的身體對於生食有消化上的困難（例如會出現脹氣或痙攣），也可以將沙拉汁煮熟，趁熱或冷卻後喝下。

有機蘋果醋

有機蘋果醋是我沙拉醬的標準配備。如果你沒嘗過，它的味道顧名思義就是蘋果製成的醋。它的味道雖然像醋，但帶著蘋果的尾勁，在講求天然的養生界裡廣受好評。有機蘋果醋是一種富含益生元、酵素、鉀和多酚的發酵食物，能達到抗菌作用。[37] 蘋果醋中的乙酸成分能幫助身體吸收營養。在各種非傳統醫學的文獻裡，它還有幫助治療過敏、感染、念珠菌感染、胃食道逆流、關節炎和痛風的效果，強化排毒和免疫功能。雖然我不知道這麼多說法是否為真，但是我能肯定的是蘋果醋很健康，深得我心。Bragg 有機蘋果醋是最棒的產品，不像多數產品經過消毒、過濾和加工後營養價值所剩無幾，它是未經過濾、加工的蘋果醋，保留了完整的營養成分和酵素。Bragg 食品公司創辦人保羅．布拉格（Paul Bragg）一生致力於追求推廣健康，他也是傑克．拉蘭內的導師。他寫過了一本關於蘋果醋的養生書，還有其他關於飲食、運動、禁食法的書籍，他無疑是健康養生界的先鋒。我母親的藏書裡有許多本他的著作，直到我默默把它們占為己有。你能在多數超市和健康食品店裡找到 Bragg 蘋果醋，我也推薦 Bragg 的特級初榨橄欖油。

營養酵母

營養酵母含有一種叫做β-葡聚醣（beta-glucan）的纖維，這是一種能對抗感染和癌症的免疫調節化合物。[38] β-葡聚醣被證明能增進免疫功能，尤其是抗癌的單核白血球（monocyte）和自然殺手細胞活動。[39] 一項研究發現，乳癌病患經過短短兩週每天服用少量的β-葡聚醣（約莫十六分之一茶匙的營養酵母量）後，血液中的單核白血球數量增加了五成。[40] β-葡聚醣保健食品也能在乳房切除術後加速傷口復原。[41] 日本有超過二十個研究發現，β-葡聚醣能強化化療和輻射療程，提升生存率和生活品質。[42] 營養酵母帶著一股淡淡的起司、堅果味道，能加入燕麥、果昔、沙拉和任何食物中。Bragg是我喜歡購買的品牌，而我也會服用β-葡聚醣保健食品。

你需要超級大碗

我開始製作抗癌沙拉後，就發現之前常用的湯碗或沙拉碗根本不夠裝，所以我買了一些六杯容量大小的大碗。這代表一餐有六份蔬菜的意思。請記得每天十份蔬果是預防癌症的理想數量，治療癌症可能需要更多。我每天吃下兩大盆沙拉、喝下八杯蔬菜汁，外加一杯水果果昔。我每天提供身體十五至二十份蔬菜與水果，而就像我說的，徹頭徹尾的改變才能帶來巨大的變化，才是所謂的脫胎換骨。

請注意：沙拉不見得非要很大一份不可。我製作很大一碗沙拉是因為我要吃這麼多才會飽。很顯然不是所有人都像我一樣需要吃這麼多。你只要確保製作的量能餵飽自己，不會讓你馬上陷入飢餓即可。

我的抗癌水果昔

莓果類是最強的抗癌水果，不過要買到有機的莓果不容易，而且價格不算親民，容易幾天內就發霉。最實際的做法或許是買冷凍的莓果打成果昔。我在好市多購買大包的冷凍有機綜合莓果，裡頭包含藍莓、黑莓、覆盆子、草莓、櫻桃，有時甚至有蔓越莓。

根據我想喝的果昔量，我會使用：

一至四杯冷凍有機莓果／一把葉菜類植物像是波菜或羽衣甘藍／一把杏仁或核桃，或兩者都有／一根香蕉或三至五顆椰棗

在允許的情況下，我也喜歡加入新鮮的泰國椰子果肉和椰子汁。新鮮椰子是令人垂涎的額外選項，但是椰子通常很貴，很難買到，也很難劈開。因此並非必要選項。

將所有材料丟進果汁機後加入一杯純水。如果太濃稠再慢慢加水。請注意：

如果果昔太稀，可能無法發揮效果。

如果你要增加果昔營養，你可以考慮加入任何下列選項：三十至兩百五十毫升的蘆薈膠；一茶匙至一大餐匙的薑黃粉；一茶匙的餘甘子粉；一茶匙的辣木粉；二分之一至一茶匙的抹茶粉；鳳梨；木瓜；枸杞；巴西莓；山竹；白花椰菜等等。任何蔬菜或水果你都能儘管丟進去。如果你需要增重，你能多加堅果和種子，例如大麻籽（Hemp seed）或南瓜仔。

堅果的益處

一個七年的研究報告發現，大腸癌第三期存活下來的病患如果每週吃下五十七公克的堅果，也就是總共大約四十八顆杏仁或核桃（每天平均七顆），能減少百分之四十二的癌症復發率，比起未攝取堅果的病患能降低百分之五十七的死亡率。[43] 但這項好處只限於本木堅果（杏仁、核桃、巴西堅果、開心果和腰果）而非花生。研究沒特別將堅果區分為熟的還是生的，因此可以推測受試者大概兩者都有吃。烤過的杏仁能讓杏仁皮上的抗氧化活動和酚化物翻倍。[44]

不過堅果不只對大腸癌有益處，每天吃下一把堅果和種子能減少不同癌症

（包含乳癌和胰臟癌）、心血管疾病、退化性神經疾病和糖尿病的發生率。[45]

我的抗癌一日作息表

當時我抗癌的一日作息如以下所述，就連現在也是如此。我其中一個目的是盡可能接近自然狀態，也就是晚上在完全的黑暗中入睡，然後讓早晨的陽光而非收音機或鬧鐘喚醒我。

我早上起來的第一件事是喝水。我先喝下大約六百毫升的純水或是過夜的冷泡茶，然後服用早上先吃的保健食品。另一個早上起來就先喝水的好處是能讓你的腸子開始蠕動。

接下來是進行十到二十分鐘的有氧運動，例如慢跑、騎單車，或做回彈運動（迷你彈簧床上）以便能醒腦、流點汗之外，還能讓心跳加速、促進血液循環。有氧運動對身體不只有抗癌的好處，還能讓人覺得神清氣爽，並透過流汗達到排毒的效果。

快速洗完澡後，我花幾分鐘的時間閱讀聖經、禱告或冥想、寫日誌，或是製作、檢視待辦事項。接著來做一整天要喝的蔬菜汁，大約有兩公升的量。這過程大概需要一小時時間，所以我會想辦法讓過程增添趣味，例如在果汁機運轉的同時，播放喜歡的音樂，或聆聽 Podcast。在我踏上抗癌旅程的前三個月，我跳過早餐，只喝蔬菜汁撐到中午，有時中間會吃個葡萄柚或青蘋果。如果需要增加或維持體重，燕麥或水果果昔是很好的早餐選項。每天的早餐和晚餐都是巨無霸抗癌沙拉。有時下午我會吃點堅果或水果。大部分的午餐和晚餐前，我會跳上彈簧床跳個十分鐘，增加一天的運動量和促進淋巴系統。天氣不錯時，我在晚餐後會帶狗狗去散步。睡前我把剩下的果汁喝完，有時還會喝點藥草茶，在日落後幾個小時內入睡。

第六章　打造抗癌體質

告訴我你的飲食，我告訴你你是什麼貨色。

——布里亞－薩瓦蘭

人體由上兆個細胞組成，在死前多數細胞都會老化、死去，由新的細胞取代，腸道細胞的更新週期為二至三天，味蕾細胞是十天、皮膚跟肺部細胞是二至四週，紅血球則需要四個月，指甲細胞需要六至十個月，而骨骼需要花上十年。人體內大部分的軟組織每三個月更新一次，可說是個永遠在進行工程的施工地點，人體施工的材料則來自我們吃下的食物。也就是說，我們是打造人體工程的建築師，而吃的東西左右了我們蓋出來的成品。

人體能適應不同環境、使用不同材料修復、再生、維持生命，是造物主充滿巧思的奧妙設計。不論我們吃什麼，人體總是能持續運作，這也是為什麼人們經常將身體和健康視為理所當然的原因。但是人體能承受的範圍有限，如果持續沒有滿足人體的營養需求，並且以人造加工食品和大量的動物性食物取代來自土壤、維持生命機能的重要食物，健康就會亮紅燈。這是遲早的事情而已。健康的細胞和組織在再生過程中被羸弱不堪的細胞取而代之、耗盡儲存的營養物質，身體就會成為各種病痛疾病的溫床。多年後，心血管系統、中央神經系統、內分泌系統、消化系統、生殖系統和免疫系統等主要系統開始出問題。人體所有的系統無可取代、息息相關，一個系統出問題就會連帶影響其他系統，這時候可能會出現慢性疼痛、胃食道逆流、高血壓、腸躁症候群、高血糖（糖尿病等疾病的初期徵兆）、心臟疾病或癌症。

人體必須歷經好幾代細胞降解才產出病魔纏身的身體，但是幸運的是，修復不需要這麼久的時間。一旦我們停止毒害身體，開始給與它高品質的原料（出自土壤的原型食物），身體就會打造健康的身軀當做回報。這也是為什麼許多人在歷經短短三個月，徹底改變飲食和生活習慣後，能感到身體健康重大的進步或戲劇性的好轉。

雖然聽起來很誘人，但我必須強調恢復健康絕對不是一蹴可幾的事情。許多治好癌症的醫師和病患都花了好幾年的時間才完全康復，而且必須從此保持良好的飲食和生活習慣。每次你坐下來吃飯，提醒自己，你正在餵養身體新的能量。

在大口咬下之前，問問自己眼前的食物是讓健康加分，還是減分呢？在這個章節裡，我會說明一些歷經時間考驗、有科學佐證，並有助維持長期健康的飲食原則。

二〇〇四年一月，我開始跟一名臨床營養師合作。他採取整體性的策略，透過找出和修正功能缺陷與排出重金屬等體內毒素，來協助我的身體進行自我修復，而非只是治療各種症狀。除了抽血，他還要求我寄送尿液、唾液、毛髮和糞便樣本給各地的實驗室。這些報告結果出爐後，我們對我身體的狀況才有更進一步的了解。他因此推薦了單獨的保健食品和藥草補品來補足生理機能。

吃了九十天的生機飲食後，他建議我開始攝取一些烹調過的食物。我從那時就決定無限期地持續生機飲食，或許直到生命終了，但是在同時我也不排斥嘗試其他能讓健康好轉的建議。除了父母，我的營養師是唯一支持我選擇替代醫療的人，因此我十分信任他。

病魔纏身時，你沒有在飲食上「擇善固執」的本錢。如果某種飲食帶來不錯的效果，你很容易相信某種飲食就是有有益於所有人的萬能飲食，但是保持開闊的胸襟，隨時將飲食調整至最適合身體修復的狀態才是最重要的原則。生機飲食或許是短時間內最強而有效的排毒和復原方式，但是依據個人體質和新陳代謝表現，這方法不見得長期適合每個人。我屬於新陳代謝快的瘦長型體質，當時的我超級瘦，身高一百八十八公分、體重五十八公斤，雖然我已經卯足全力在攝取食物、生機飲食也讓我精神奕奕，我的體重卻遲遲沒有增加，始終骨瘦如柴，頂著一副《聖誕夜驚魂》南瓜王傑克的外貌。

由於從醫學上來看，我是體重過輕，顯然我需要蔬菜汁和巨無霸沙拉以外的卡路里來源。於是晚餐除了巨無霸沙拉外，我也開始攝取烹調過的蔬菜。雖然許多生機飲食專家主張烹調會破壞食物的營養價值，但是事實不然。烹調的過程能破壞細胞壁，反而讓食物中某些營養素更容易被人體吸收。烹調或許會讓水溶性維他命減少百分之十五，但是在食物體積縮水的情況下，人們反而會吃進較多，一減一增後沒有實質損失。如果你煮過波菜，你就會知道波菜煮完後會從一大包變成只有一碗的量。這也是為什麼烹調過的蔬菜所含的卡路里是生菜的兩倍，原因就在於此。

經過九十天後，我調整了飲食內容，從百分百的純素生機飲食變成八成的生食和非純素飲食。在營養師的建議下，我每週增加了像地瓜、扁豆、糙米、藜麥等主食，加上幾份乾淨的動物蛋白。他還建議了野生阿拉斯加鮭魚或有機羊肉，當時的我雖然沒有吃熟食或肉類的慾望，這個建議的確讓我在幾個月內恢復到正常體重。

之後幾年，我嘗試在我的飲食中增加動物性食物，包含攝取野生魚類、有機的雞肉、牛肉和雞蛋，甚至是生的乳製品，想看看這些食物對我身體的影響。結果我沒看到任何進步。事後回顧，在我的飲食中增加幾份動物蛋白雖然無傷大雅，但當時的我如果知道攝取動物性蛋白有這麼多缺點，例如提升類胰島素生長因子-1、甲硫胺酸、飽和脂肪等促進癌症生長的因子，我一定不會不假思索地將肉類加回飲食裡。我認為在抗癌的初期階段，最安全的做法是先屏除所有的動物性食物，至少先維持九十天，甚至頭幾年。癌症並非一天造成的，當然不會一夕間消失。身體康復可能需要花上幾年的時間，過程中起起伏伏。最重要的是要具備打長期戰的準備、有全力以赴和脫胎換骨的決心，方能成功奪回健康。

被死神遺忘的老兵

二戰老兵莫萊蒂斯（Stamatis Moraitis）於一九七六年因呼吸短促檢查出肺癌，醫師預估他的生命僅剩九個月。六十六歲的莫萊蒂斯原本在美國定居，接到噩耗後索性搬回希臘的伊卡利亞島，想在家人身邊度過餘生。他每天照顧花園和葡萄園、享受希臘的新鮮空氣和陽光、享用家鄉美食，每天晚起，還有午睡、晚上跟朋友吃吃喝喝，還開始固定去教會。這樣的生活跟他在美國的生活簡直南轅北轍，也因此發生了意想不到的事情，或確切來說，是意想得到的事情並未發生。莫萊蒂斯沒有死。三十年後，他在沒有藥物或醫師的協助下，以無癌、健康人士之姿慶祝九十六歲大壽。他甚至沒有採用替代醫療或喝果汁。他只是放慢步調、簡化生活、改吃原型食物、重拾信仰、恢復跟朋友及家人的關係，然後他的身體就不藥而癒了。

莫萊蒂斯並非唯一特例。《國家地理》雜誌人員丹・布特納（Dan Buettner）將伊卡利亞島在內等世界上五個長壽村稱為「藍色寶地」。藍色寶地住著世界上最長壽、健康的人，伊卡利亞島上的居民平均比美國人多出八至十年的壽命，比美國人高出四倍的機率活到九十歲，而且是未罹患失智或憂鬱的健康狀態。伊卡利亞人長壽的秘密在於緩慢的生活步調。居民沒有設鬧鐘，每天自然醒來後，也不需要匆忙趕著出門。他們吃著自己種植的食物，藉由在田裡、山地來回走動達到運動效果。他們的飲食主要以蒜頭、馬鈴薯、野菜為主，攝取的豆類，例如鷹嘴豆、黑眼豆豆和扁豆，則是美國人每天攝取量的六倍。他們還會吃由石磨研磨的全麥麵包。

伊卡利亞居民並非素食或純素主義者，但是他們攝取的肉類遠比一般人少很多，大概一週三至四次而已。通常他們一週吃兩次魚、一個月內吃五次其他肉類。他們喝羊奶、蜂蜜，還會喝大量添加牛至、鼠尾草、薄荷、迷迭香、蒿屬植物和蒲公英等的藥草茶。他們幾乎不碰加工食品，精糖攝取量比一般美國人少了百分之七十五。他們把大量時間花在社交活動、與他人吃飯，還會喝酒跳舞直到深夜。聽起來很愜意吧？

說到喝酒，他們平均一天喝二至三杯咖啡，二至四杯紅酒。一天好幾杯咖啡和紅酒不是恢復健康的上策，不過伊卡利亞人崇尚天然的飲食和生活作息顯然能抵銷偶爾放縱的負面影響。值得注意的是，伊卡利亞一點也不富裕，而是相當窮困。

當地失業率約莫四成，不過所有人家裡幾乎都有菜圃和牲畜，彼此分享自己的收成。關於健康和長壽的議題，丹．布特納所寫的《藍色寶地：長壽村居民帶來的啟示》（The Blue Zones: Lessons for Living Longer from the People Who 've Lived the Longest）是我最欣賞的書籍之一。

來自非洲鄉下人的啟示

丹尼斯・伯基特（Denis Burkitt）醫師是世界知名的愛爾蘭外科醫師和虔誠基督徒，數十年來在非洲行醫和傳教。一九五八年，他發現了以他名字命名的「伯基特淋巴瘤」（Burkitt's lymphoma），一種由EB病毒感染、好發於兒童的淋巴瘤。這個貢獻為他在癌症界奠定了永垂不朽的地位，但是他之後的創舉才是將他推上流行病學傳奇地位的主因。在非洲醫院工作多年後，伯基特厭倦治療西方慢性疾病的症狀，而想要找出病因、從源頭阻斷。他訪問了幾百名非洲醫院的住院醫師，發現許多工業國家普遍的慢性疾病鮮少出現在非洲的鄉下地區。各種常見癌症、心臟病、糖尿病、克隆氏症、痔瘡、疝氣、潰傷、膽結石、闌尾炎或自體免疫性疾病似乎與非洲鄉下人絕緣。一旦他們成功度過體弱多病的幼年時期，他們幾乎人人可以活到一百歲、最後死於器官老化。

伯基特首先歸納出的結論是，非洲鄉下地區找不到西方慢性疾病案例，這點與基因學無關。住在主要城市的非洲黑人與非洲白人有相同的飲食習慣，因此罹患相同的慢性疾病。伯基特調查非洲鄉下人的飲食後，發現他們採用植物性食物為主的高纖飲食，包含像馬鈴薯、山藥、木薯、豌豆和豆類等澱粉類蔬菜，以及玉米、小米、高粱、苔麩和小麥，還有在產季與可入手的情況下，香蕉和大蕉等水果。不像西方飲食，飲食中不見白麵粉、白糖、肉類和乳製品。非洲鄉下人保持著高碳水化合物、高纖維、低脂肪的飲食習慣。造成這樣飲食文化的理由很簡單：窮困和資源匱乏。非洲樹林裡沒有超商林立，他們吃的食物就是自己種植的作物，肉類很少見，只有特殊節慶才能吃到。伯基特還發現只要西方飲食文化在任一地區成形，開始以肉類、乳製品和精緻食物為食，當地的慢性疾病發生率必在數十年內直線成長。

接下來我們來談談糞便。伯基特的部分研究包含對糞便多寡的測量和世界各地人們上大號的次數，他的結果提供了真知灼見。根據伯基特，非洲鄉下人的腸胃功能遠勝於美國或英國人。但是在了解原因前，我們必須先談談肝臟。

肝臟負責人體內五百多項功能，其中一個是解毒。肝臟跟腎臟一起過濾血液、收集、處理和移除體內毒素與新陳代謝的廢物。肝臟透過分泌膽汁，接著體內廢物會被送到腸道後由糞便排出體外。食物和膽汁在腸道停留時間越久，它們腐敗、產生有毒附加物和糞便突變原的機率越高，腸道壁經刺激後發炎、潰傷，進而會造成憩室炎、結腸炎、克隆氏症和大腸癌等疾病。

有些糞便裡的毒素可能被重新吸收、回到血液裡，造成自體中毒的惡性循環——不停毒害身體後造成肝臟更多負擔。由於肉類、乳製品和雞蛋不含任何纖維，在腸道裡移動緩慢，這樣的情況造成便秘後，使得食物在大腸裡腐敗，進而誘發上述問題。植物性食物的纖維和澱粉能快速通過消化系統，吸收肝臟有毒的膽汁後，在膽汁造成身體傷害前一起排出體外。

伯基特在研究裡發現非洲鄉下人通常每天大便兩次，每次的糞便量也較多。他們每天排出的糞便量比美國人、歐洲人和澳洲人高出四倍。跟西方飲食者小又硬、暗色的糞便比起來，非洲人的糞便較大、較軟、顏色較淺，而且過程不須用力。非洲人平均的腸道運轉時間，也就是食物從口腔到肛門排出所花的時間，大約只有一天半，而西方飲食者通常需要三至五天。但是伯基特最驚人的發現是，西方飲食者的老人可能需要花上兩週或以上的時間才能代謝完一餐。

> 如果想要測試腸道運轉時間，建議在正餐中搭配攝取甜菜，看你需要多少時間才排出紫紅色的大便。

伯基特特別強調醫生的人數、醫療技術和健保系統跟國家人民的整體健康沒有關聯。伯基特的論述是對的。美國平均每人的醫療花費是所有工業國家之冠，而平均壽命卻墊底。美國人雖然比日本人的醫療花費高出兩倍，日本人卻能比美國人多三年半的壽命。伯基特還歸納出有名的結論，說一國的健康能從該國人民的糞便略知一二。到了一九七三年，伯基特發表了二十八篇醫學期刊研究，內容關於營養和疾病的關係，他主張高纖飲食是健康和預防西方疾病的關鍵。

伯基特的研究影響無遠弗屆，但是他犯了一個錯誤：他過於簡化問題，認為西方飲食的問題能透過纖維這樣單一飲食元素迎刃而解。他的研究造就了七〇和八〇年代的纖維飲食熱潮，而食品製造商也跟上潮流、推出了「高纖」早餐產品，例如 All-Bran 穀片和 Metamucil 等保健食品，試圖向大眾灌輸在飲食中增加纖維有益健康的觀念。伯基特當年做研究的時候，非洲鄉下人每天吃下的纖維是西方飲食者的四至六倍，但是我們現在知道高纖維飲食並非他們與西方疾病絕緣的主因。經過數十年後，研究人員再度重新檢視非洲飲食。他們發現非洲人的主要飲食由高度加工過的粗玉米粉組成，而玉米粉能提供的纖維量只有美國政府每日建議的一半，然而令人意外的是，非洲大腸癌的機率依然遠低於美國五十倍。研究人員認為，非洲人之所以很少罹患大腸癌並非各種像維他命、礦物質和纖維等保護因子，因為現代非洲飲食普遍缺少這些營養素。他們將鮮少大腸癌的病例歸功於飲食中不見任何「侵略性」的飲食元素，例如過多的動物性脂肪和蛋白質，以及非洲人因為飲食關係而擁有良好的腸道細菌環境。[1] 簡而言之，少肉多健康。

乾淨肉

在營養師的建議下，我開始將乾淨（也就是有機農場或野生）的動物性蛋白加回我的飲食。我重溫了聖經《利未記》中上帝給予以色列人的飲食戒律，這些戒律明白點出以色列人能食用的動物以及哪些動物「不潔」、應該避免。我人生中多次看過這些戒律，但是向來有讀沒有懂。經過仔細的研讀後，我明白了為何上帝要訂定這些戒律。

上帝告訴以色列人「凡蹄分兩瓣、倒嚼的走獸，你們都可以吃」，這包含牛、山羊、綿羊和鹿，但是不含狗、貓、嚙齒動物、兔子、豬、馬和蛇。而根據「水中可吃的乃是這些：凡在水裡、海裡、河裡、有翅有鱗的，都可以吃」，也就是多數魚類，但爬蟲類、貝類、海豚、海豹和鯨魚是例外。雞、火雞、鴨、雉雞等鳥類是允許的，但是禁止老鷹、烏鴉、雕和禿鷹等掠食動物和食腐動物。這些戒律有個共同點：以色列人能食用的動物和鳥類都是草食性動物，主要以草和昆蟲為生，而非獵食或吃別的動物。上帝以祂的智慧禁止以色列人食用多數肉食性的掠食動物和食腐動物。以色列人也不能吃或喝任何動物的血液。多虧科學，我們現在總算知道這些戒律的設立有其道理。肉食性動物的肉和所有動物血液可能含有大量的細菌、病毒、寄生蟲、病原體和血基質鐵。比起解釋複雜的生物學和解剖學，直接勒令禁食更為簡單省事。

食腐動物

食腐動物以吃動物屍體維生，包含禿鷹等掠食動物以及豬和貝類。雖然豬很聰明，能當成寵物飼養，豬其實是自然界的資源回收者，牠們會吃任何東西，包含動物屍體和自己的大便。豬不會流汗，因此大部分的毒素都累積在脂肪裡。烤豬肉更是最糟糕的選項，因為燒烤過程中還會創造有毒物質。

貝類也是扮演環境清潔夫的角色。牠們吸收河流、湖泊和海洋中的毒素和污染。鈈是鈾的副產品，人類因為核武實驗、核子潛艇下沉、衛星、核電池和核電廠排放的廢物等因素，導致海洋遭受鈈污染。[2]人體大部分的鈈輻射污染來自吃魚和貝類，因為輻射廢棄物會生物累積在魚肉組織裡。食物鏈層級越高的魚種，體內毒素越多。研究人員發現，食用一餐貽貝能讓人類精子中的釙含量飆升三百倍。[3]日本福島核電廠的災難使大量的輻射物質流入太平洋。地震後幾天，研究人員在美國各地的雨水、飲用水以及青草和牛奶樣本中發現微量的輻射錪和銫。舊金山的牛奶樣本被驗出超出標準十倍的輻射錪，而愛達荷州博伊西的雨水中含有最多的輻射錪。二〇一三年八月，東京電力公司承認約有三百噸的高濃度輻射污水外流至太平洋，但有研究人員認為真實的數字可能更高。史丹佛大學的研究人員說，在太平洋黑鮪在橫越北太平洋的遷徙過程中，也同時將日本福島的輻射污染帶到了美國加州。[4]有實驗發現，福島核災後，太平洋鮪魚體內的核種比以往高出十倍，還有高含量的汞。其他食腐動物還有鯰魚、淡水龍蝦、蝦子、螃蟹、龍蝦、貽貝、魷魚和章魚。

以色列人有特定的飲食戒律，告訴他們哪些動物能吃以及如何處理不同肉類。根據傳統律法處理過的肉類稱為Kosher，也就是「符合猶太飲食戒律的食物」。要成為Kosher的肉品，該動物身上必須沒有傷口或疾病，屠夫以立即、沒有痛覺的方式宰殺動物，接著放血、移除脂肪後放入乾淨的水裡浸泡三十分鐘，之後取出晾乾。接著，在肉上抹鹽、醃個一小時逼出更多水分。然後在乾淨的冷水裡清洗三次，以便洗掉鹽巴。最後將肉品擦乾、支解後進行包裝。

人類能吃到最乾淨、健康和人道的肉類大概是野生或是宰殺後以 Kosher 方式處理過、或有機放牧養殖的 Kosher 肉品。如果想要在飲食中增加少部分的動物蛋白，攝取乾淨肉是減少觸碰到有毒物質和血基質鐵的最佳方法。

病原體、病毒、細菌一籮筐

什麼東西比噁心還要更噁心？二〇一三年的《消費者報告》雜誌（Consumer Reports）在半數以上的市售火雞生絞肉和漢堡排裡驗出糞便細菌。有些樣本還驗出沙門氏桿菌和金黃色葡萄球菌等其他細菌。九成的樣本還有一種或以上檢驗標的的五種有害細菌。六成的樣本還有大腸桿菌。

令人訝異的是，有機火雞絞肉跟一般的火雞肉沒有不同，同樣驗出細菌污染。研究人員找到的致病有機體具有抗生素抗藥性，除了有機養殖或是未施打抗生素的火雞。[5] 但是有問題的食品不只火雞。二〇一三年二月，美國食品藥物管理局發表的零售肉類報告發現，超市裡八成一的火雞、六成九的豬小排、五成五的生牛絞肉和三成九的雞隻部位都遭到一種具抗藥性的超級細菌「腸球菌」（Enterococcus）污染，而該病菌也是醫院感染的第三大主因。報告還指出七成四的家禽含有沙門氏桿菌，而且對多種藥物具有抗藥性。[6]

近幾年來人類感染抗藥性病菌的案例日益漸增，進而引發重視和討論。這個問題歸咎於家禽和肉類養殖業主濫用抗生素。在未改善養殖場衛生堪憂的環境下，為了確保牲畜健康，他們讓牲畜吃下大量抗生素，而約莫八成的抗生素用在食用動物。每年有將近一千三百萬公斤的抗生素用在動物身上，幾乎是用在人類身上的四倍。[7]要保護自己免於抗生素污染，最簡單和直接的方法就是不要購買和食用養殖場出場的肉品。

就病菌含量而言，絞肉是最差勁的選擇。漢堡排每一份量可能含有高達一億個病菌，這也是為什麼專家建議漢堡排要吃全熟。但是即便全熟，死掉的病菌依然會釋放內毒素到人體血液中，引起全身發炎反應，進而造成血管硬化和肺發炎。[8,9]這種反應大概持續五到六個小時，而一天吃三次動物食品讓身體一直處在內毒素血症（Endotoxemia），或是長期的慢性發炎，最後演變成克隆氏症、心臟疾病、糖尿病和癌症等各種疾病。

煮熟的肉品較安全也更危險

如果上述病菌內的毒素還不夠，在烹調肉類的過程還會釋放名為異環胺（heterocyclic amine，HA）和多環芳香烴碳氫化合物（PAH）等致突變性化合物。這些都是牛肉、豬肉、魚肉或雞肉等肌肉型肉品在高溫烹調下，例如燒烤、煎、火烤等過程形成的致癌物質。異環胺和多環芳香烴跟各種癌症有關，包含腎臟癌、大腸癌、肺癌、攝護腺癌和胰臟癌等。[10~14]有研究發現，大量攝取高溫烹調肉類的人比其他少量攝取全熟肉類的人多出百分之七十的胰臟癌發生率。[15]煎過的培根和炸魚致突變物含量最高，比牛肉和雞肉高出五倍。去掉皮的雞肉比起帶皮雞肉多出兩倍的致突變物。

三分熟的肉類比起全熟肉類減少三分之二的致癌物質[16]，但是食用未煮熟的肉類又會增加感染沙門氏桿菌和大腸桿菌的風險。水煮肉，例如用湯或濃湯烹肉是最安全的烹調方式，因為除了能殺菌外還能避免形成致癌物。近幾年營養科學界對於安全烹調肉類的方式已大有斬獲。

香草香料來救援

許多研究顯示，在烹調前，先用不同香料和香草醃製肉類能抑制異環胺和多環芳香烴生成。有一則研究指出，用大蒜、薑、百里香、迷迭香和辣椒醃過的肉能減少油煎牛肉過程中將近九成的異環胺生成率。[17]

另一個研究比較了不同火烤牛排使用的醃製醬料，其中含有匈牙利紅椒粉、紅辣椒、牛至、百里香、黑胡椒、蒜頭和洋蔥製成的西南醬，能降低五成七的異環胺生成率，而由牛至、羅勒、大蒜、洋蔥、墨西哥辣椒、香芹和紅辣椒組成的香草醃製醬料，則能降低七成二的異環胺生成率，由百里香、紅辣椒、黑胡椒、多香果粉、迷迭香和蝦夷蔥製成的加勒比醬料則能降低八成八的異環胺生成率。[18] Food Control 期刊的第三個研究發現，成分光是只有檸檬的醃製醬料就足以降低百分之七十的異環胺生成率。[19] 因此烹調肉類前何不先醃一下？

以香料和香草對抗自由基

自由基分子是由輻射和污染物等外在因子造成氧化壓力後的產物，也是正常細胞新陳代謝後的有毒副產品，類似於汽車廢氣的概念。自由基會破壞細胞、蛋白質和ＤＮＡ，而且與誘發癌症、阿茲海默症和帕金森氏症等疾病有關。

人體經常利用攝取入人體以及穀胱甘肽（Glutathione，又稱 GSH）、超氧化物歧化酶（superoxide dismutases, SOD）等體內自行生成的抗氧化物質來中和自由基。因此建議每天盡可能從食物中攝取抗氧化物，而植物性食物含有大量抗氧化物，但是香草和香料的抗氧化物質含量卻是所有食物之冠，能輕易為所有餐點增加健康益處。所有抗氧化物質之冠的「超級七」香料包含：丁香、薄荷、香蜂草、多香果、馬鬱蘭、肉桂和牛至。

吃番薯的小秘訣

- 在番薯上加上一點肉桂和多香果提升抗氧化物質含量，這樣的組合能一次超越一週的西方飲食餐食。
- 生番薯的風味尤佳，可以切成片後沾鷹嘴豆泥醬吃。
- 生番薯的抗氧化物質含量比熟番薯高，而水煮番薯又比烤番薯高。
- 番薯應該帶皮一起吃，外皮的抗氧化物質含量比澱粉高十倍。

吃肉致癌嗎？

有一個關於癌症和飲食的大型前瞻性研究指出，素食者的整體癌症發生率比肉食者低。[20]加工肉品，如培根、香腸、火腿跟熱狗是列為「一級致癌物」，也就是有直接的證據顯示加工食品會致癌，尤其大腸癌。紅肉（牛肉、豬肉及羊肉）則被列為「2A級」的可能致癌物，並與攝護腺癌和胰臟癌等有關聯。許多研究也指出，動物蛋白和脂肪與特定癌症的生成機率增加有關。

但是人類不是已經有超過千年的食肉歷史了嗎？話雖是如此，但是我們的飲食習慣和食物系統與我們的祖先有很大的差異。美國人比起曾祖父母那輩的人吃下兩倍的肉量，而且他們的肉類攝取量比許多癌症發生率最低的國家人口所吃下的肉類更多。此外，加工肉品和養殖場出產的肉品含有較多的脂肪、成長荷爾蒙和污染物。

有鑑於半數美國男性和三分之一的美國女性遲早罹患癌症的預測，仿效低癌症國家的飲食習慣和減少身體接觸致癌物質是因應之道。人體每天從三種管道觸碰到有毒物：環境、食物和使用的產品。我們對於環境毒素的控制有限，有的甚至還無法偵測，但是我們對於攝取的食物有絕對的主導權。目標是降低有毒物質含量，而我相信放棄食用動物性產品對於任何想要逆轉像癌症等長期慢性病的人有絕對的幫助。

即使你沒有罹癌，拒吃加工食品和少肉多蔬果的飲食能對你的短期和長期健康有重大影響。財金大師戴夫・拉姆齊（Dave Ramsey）曾說，現在選擇非常人生活，之後才能活出非凡人生。相同的智慧金句也能套用在健康上。如果你現在的生活習慣和飲食與他人相同，那麼你大概也會罹患相同的慢性病。人性總是驅使我們想要一步登天，找到一個吃下去就能延年益壽的仙丹藥丸，但是健康或慢性病絕非單一因素造成的。

科學家研究了全球各地的人口發現，慢性疾病最少和壽命最長的國家都有相同的飲食習慣：傳統原型食物、富含澱粉類蔬菜、維他命、礦物質、酵素、抗氧化物質和植物營養素的植物性飲食。多數傳統或從古流傳至今的飲食都不含加工食品，動物性產品的比例也很低。而我們也因為國家地理協會調查的藍色寶地知道，世界各地長壽村人們的飲食九成五由蔬果組成，這相當於每週到每個月屈指可數的食肉次數。如果你的生活和飲食習慣跟長壽村的居民差不多，就能避免步上多數人的後塵、遠離多數慢性病，享受健康的長壽人生。

第七章　體內大掃除

垃圾進，垃圾出。

——不知名人士

肝臟是你身體的排毒機器，也是組成免疫系統的重要器官。肝臟負責處理所有流經人體內的毒素。一個生病、負荷過度的肝臟可能導致體內毒素累積、免疫力下滑，以及成為癌細胞生長的溫床。因此減輕肝臟負擔，還有減少、避免身體暴露於不必要的毒素之中乃至關重要。剛開始，你可能對周遭的潛在毒素感到焦慮和疑神疑鬼，但是千萬別讓恐懼戰勝你，你只需要設定目標清單，按部就班、開始進行體內大掃除就行了。我們的終極目標是減少體內的毒素負擔，而每個動作都能發揮聚沙成塔的力量。

首先，你必須知道身體無時無刻都在排毒。你尿尿、大便、流汗，甚至每次呼吸都在排毒，而當你停止吃進毒素時，就能加快體內的排毒速度。香菸是癌症的第一大主因。如果你有菸癮，請試著戒掉。雖然電子菸的傷害比一般菸草低，電子菸依然會增加罹癌機會。[1] 下定決心，勇敢跟尼古丁分手吧。沒有尼古丁的人生會更好。

如果你的飲食習慣偏向西方飲食，那麼你等於在為身體吃進大量毒素。人工添加物、防腐劑、風味劑、甜味劑、反式脂肪全都是人工化學物，也全都是不該吃下肚的毒素。戒除加工食品，換成有機原型食物、蔬菜為主的飲食，是減少體內毒素、恢復健康的重要法則。如果你吃的是一般農作蔬果，你可能有機會吃下噴在農作物上農藥、殺蟲劑和殺真菌劑的殘留。盡可能換成百分百有機飲食，是你能減輕體內毒素負擔的第一步。在能免則免的情況下，減輕肝臟排毒的負擔，能為無可避免的情況創造更多餘裕。

二〇一三年麻省理工學院研究人員發現，世上最受歡迎的除草劑 Monsanto's Roundup 如果噴灑在基因改良與一般傳統（非有機）作物上，會留下嘉磷塞殘留，尤其是糖、玉米、黃豆和小麥。根據他們的研究結果，嘉磷塞會干擾幫助身體排毒的細胞色素 P450。抑制排毒可能會加劇其他食物承載的化學物質和環境毒素對身體的傷害，導致糖尿病、心臟病、自閉症、癌症、不孕症等等。[2] 嘉磷塞是一種環境荷爾蒙，也同時是助長荷爾蒙依賴型乳癌的內分泌干擾物質。[3]

英國《衛報》透過《資訊自由法》取得的美國食品藥物管理局內部電子郵件顯示，一名研究人員在買回家的食物裡，除了花椰菜以外，其他都檢測出嘉磷塞殘留，包含小麥餅乾、穀麥、玉米粉[4]。許多穀物製品、洋芋片、餅乾、甚至紅酒和柳橙汁都檢測出嘉磷塞，這種化學成分使用範圍之廣泛，連雨水、地下水和飲用水都被污染。

每年美國環境工作組織（EWG）會發表一份報告，裡頭列出農藥殘留最多的蔬果排名。排名是根據美國食品藥物管理局以及美國農業部農藥測試計畫（Pesticide Testing Program）對清洗過的蔬果農藥含量所做的檢測結果。根據報告結果，光是避開十二種農藥污染最嚴重的蔬果，又稱「十二種髒髒蔬果」，你就能減少近百分之八十的農藥攝取量。

《國際環境研究與公共健康期刊》（International Journal of Environmental Research and Public Health）中一則研究指出，經過七天的有機飲食後，成人尿液中的二烷基磷酸鹽（DAP）農藥濃度下降了八成九。七到八成的有機磷農藥由二烷基磷酸鹽組成[5]，在一則類似的報告裡，研究人員也發現兒童在經過五天的有機飲食後，尿液中的農藥和除草劑濃度也大幅下滑。[6]

購買時應該選擇有機的蔬果品項：

蘋果、芹菜、櫻桃番茄、小黃瓜、葡萄、辣椒、油桃、水蜜桃、馬鈴薯、菠菜、草莓、甜椒、羽衣甘藍、芥藍菜葉、夏南瓜、玉米和莓果。

購買時不一定要選擇有機的蔬果品項：

蘆筍、酪梨、高麗菜、哈密瓜、茄子、葡萄柚、蜜瓜、奇異果、芒果、香菇、洋蔥、木瓜（應避免夏威夷品種木瓜，因為它們是基因改造食物）、鳳梨、甜豌豆、地瓜和西瓜。

清洗農藥殘留最有效的方法是用10％鹽水：一成的鹽巴加上九成的水。[7]

檢查標籤

一般、非有機農產品的標籤商品貨號有四位數，通常以3或4開頭。有機農產品則有五位數，以9開頭。基因改造食品通常也是五位數，以8開頭，不過由於法律沒有強制規定，有些基因改造業者將8去掉，只留四位數的商品貨號。

別因為預算有限或無法取得有機蔬果而打消購買蔬果的念頭。蔬果裡大量的維他命、礦物質、抗氧化物、酵素和植物營養素危害健康的風險都很低。

> 請注意：比起厚皮的蔬果，外皮較薄的蔬果比較容易吸收農藥。如果預算有限，可以把握以下原則購買：如果是連皮吃下去的蔬果，購買有機蔬果，如果不吃皮，購買一般即可。

以稀釋對抗殘留

水佔人體總體重的百分之六十，也是身體中最重要的元素。依照每個人的新陳代謝速率和體脂肪，一個人可以不吃東西幾週到數個月不等，卻不能超過一兩週沒有喝水。由氫和氧原子組成的水是生命和體內器官不可或缺的存在，尤其在排毒方面。這也是為什麼喝下大量、乾淨的水對身體至關重要。理想的狀態是每天喝下一千五百毫升的純水，果汁包含在內。雖然自來水比含糖飲料健康、乾淨，但是水裡可能含有上百種污染物質，包含鉛、銅、細菌、工業化學物質和廢水。就算你家裡的自來水沒有任何污染物，水裡也可能含有氯漂白和氟化物。自來水廠在水裡添加氯漂白殺菌，本來是美事一樁，但是如果水被人喝下肚又成了壞事。添加氟化物是為了牙齒著想，但是這裡的氟化物並非天然或藥碘等級原物料。

水裡含氟化物的城市居民通常蛀牙率和罹癌率都比未添加的城市居民來得高。九成八的西歐國家目前已經嚴禁在水裡添加氟化物，他們兒童的牙齒現在也跟美國小孩的一樣健康。自一九九七年起，美國食品藥物管理局要求所有在美國上市販售的牙膏都必須印有下列警告字樣：本產品不適合六歲以下兒童使用，請勿放置於嬰幼兒易取處。如果你有誤食的狀況，請尋求專業人士或通報毒物控制中心。

這是因為一條牙膏所含的氟量足以讓年幼兒童致命，而兒童刷牙時不小心誤食牙膏也非罕事。不過就算你沒有誤食牙膏，氟化物依然會透過舌頭下的微血管直接進入血液中。美國六成六的供水都含氟化物，而九成的郡市單位使用氟矽酸[8]，這是一種製造磷肥時產生的廢棄物，裡頭含有砷、重金屬和放射性核種。從一九九九年開始，美國超過六十個社區已經禁用氟化物。

部分的處方藥也含氟化物，例如 Paxil、Prozac、Flonase 和 Flovent。多數商業農作物業者也以含氟的水源澆灌農作物，農作物因此吸收了氟化物。濃縮果汁也經常以含氟水進行還原。除非是真正的山泉水，就算過濾過的瓶裝水也通常含有氟化物。

瓶裝水公司沒義務說明自己使用什麼樣的過濾系統。民眾也別太相信什麼純天然山泉水的噱頭，因為許多瓶裝水裡裝的不過是自來水，塑膠瓶還可能釋放荷爾蒙干擾物質。二〇一八年的研究發現，九成三的市售瓶裝水被檢測出每公升的水就含有一萬個塑膠微粒，而且以雀巢公司的 Nestlé Pure Life 瓶裝水塑膠含量最高。[9]

用自來水煮飯也非上策，因為烹煮過程中水中的氟化物和污染物質會釋出，有些附著到要吃的蔬菜上。清蒸是保留蔬菜營養最好的烹調方式，但是如果你要水煮蔬菜，請記得用純水，並把煮完剩下的湯汁儲存起來作高湯。

認識鹵化物：人體內的不速之客

許多人因為氟化物、氯和溴而有甲狀腺方面的問題。這三種有毒的鹵化物透過取代甲狀腺中的碘來污染並破壞甲狀腺機能。甲狀腺負責調控人體的內分泌系統，直接影響乳房、卵巢、子宮和攝護腺健康。我們的飲用水、洗澡水和多數飲料中都含氟化物和氯。

溴是一種用在家具、床墊和地毯的阻燃劑，能有效預防著火。溴也用於加工食品，例如溴化植物油、溴化鉀以及處方藥物。全球超過一百個國家禁用溴化植物油，而美國卻不在其中。常見含有溴化植物油的產品有開特例（Gatorade）、Powerade、Mountain Dew、Squirt 和 Fresca 等汽水和運動飲料。

請注意：洗澡時身體會吸收氯，建議買個蓮蓬頭過濾器濾掉水中的氯。

溴化植物油與主要器官系統傷害、荷爾蒙干擾、甲狀腺失調、先天缺陷、大腦發展、幼兒成長、思覺失調症、聽力減退、乳癌、甲狀腺癌、胃癌、卵巢癌、子宮癌和攝護腺癌息息相關。二〇一三年初，基於輿論壓力，百事可樂公司決定移除旗下飲料開特例的溴化植物油成分。

溴酸鉀（Potassium bromate）經常用於烘培食物來加速麵粉熟成，它除了有漂白麵粉的功能外，還能讓麵糰變得柔軟又有彈性。一九八〇年代初，日本研究人員對囓齒科動物進行研究，證明溴酸鉀導致動物罹患甲狀腺癌、腎臟癌和其他癌症。除了美國以外的許多國家，例如歐盟、中國、巴西等開始正視這些研究結果，陸續禁止業者在食物中添加溴酸鉀。加州政府要求含有此物質的商品上架前必須貼上食物標籤，註明明「溴酸鉀是不必要且可能有害人體的食物添加劑，建議極力避免」。

有毒肉品和乳製品

肉品和乳製品也可能暗藏病毒、細菌與寄生蟲，而養殖場的動物經常被注射抗生素、荷爾蒙以及為了利於增胖，餵食不天然的基因改造飼料。許多野生魚類含有汞，尤其是食物鏈頂端的魚類，例如鮪魚、馬頭魚、劍魚、鯊魚和大耳馬鮫魚。然而養殖場的魚類也被驗出有高濃度的多氯聯苯（一種製造業的有毒副產品）。乳製品、雞蛋和肉品在脂肪組織裡也有高濃度的環境毒素和農藥殘留。[10]鋁是一種跟阿茲海默症有關的神經毒素。[11]

民眾可能很驚訝發現食用鋁含量最高的食物是起司。許多起司製造商使用名為硫酸鋁鈉（sodium aluminum phosphate）的食品添加劑，這是一種能增添風味和口感的鹽巴。但是民眾在起司的成分標籤上看不到硫酸鋁鈉幾個字，因為起司製造商能夠以「鹽」來簡稱該成分。其他種類的鋁，例如硫酸鋁，經常用於烘焙粉、醃製物、調味料、麵粉和肉品罐頭。汞於人體的半衰期平均為兩個月，鋁也是如此。人體經過一段時間能夠排出這些重金屬，但是前提是你必須先斷絕毒素來源。排毒的重要步驟首先是停止將新的毒物吃或喝進體內，避免吸菸和攝取加工食品、動物食品，以及處方用藥（建議停藥前還是要先詢問過醫師）。

美妝毒物

人體皮膚會吸收任何塗在上面的東西。舉凡乳霜、乳液、含藥化妝品、身體油、化妝品，到指甲油、除臭劑和其他身體保健產品，所有產品中的化學物質都會進入到血液裡，在身體裡循環。不像食品產業，美妝界的產品幾乎沒有受到管制。睫毛膏含汞、唇膏含鉛，爽身粉可能導致卵巢癌。根據「有機消費者協會」（Organic Consumers Association）的一則研究報告指出，有一半的個人保養產品都被驗出有可能致癌物 1,4- 二氧陸圜殘留，然而產品標籤上都未列出這項化學物質。[12] 這些用品包含沐浴用品、沐浴乳、乳液和洗手皂。止汗劑中的鋁鹽會干擾雌激素受體，由於大量的乳癌病例好發於乳房外上四分之一的組織，也就是接近腋下的部位，因此鋁鹽被認為可能與乳癌發生有關。[13]

美國環境工作組織的網站上有個大型資料庫，將各種身體保養產品依照毒素排名。你可以造訪網站查詢自己正在使用的產品是否含有毒素，以及搜尋乾淨無毒的品牌。

常見身體保養產品中的有毒化學物質

以下是常見於個人保養產品中的有毒化學物質，購買時應盡力避免含有這些物質的產品，資料由美國環境工作組織提供。

1. ＢＨＡ（丁基羥基甲氧苯）是美國市售食物、食品包裝、個人保養產品中常見的可能致癌物。在動物研究中，ＢＨＡ會造成肝臟負擔、導致胃癌（例如乳頭狀瘤和上皮細胞癌），還會影響生殖系統發育和甲狀腺功能（荷爾蒙濃度）。歐盟將它禁用於香水以策安全。
2. 煤焦油和其他煤焦油成分（胺基酚〔aminophenol〕、diaminobenzene、苯二胺〔phenylenediamine〕）常見於染髮劑和預防頭皮屑與乾癬的洗髮精。煤焦油是已知的人體致癌物，髮型設計師和其他行業人士因每天接觸這些化學物質而比起一般人有較高機率罹癌。歐盟已經下令染髮劑中禁用煤焦油成分。

3. 甲醛（Formaldehyde）及甲醛釋放劑（溴硝丙二醇〔bronopol〕、二羥甲基二甲基乙內醯脲〔DMDM Hydantoin〕、尿素醛〔diazolidinyl urea〕、咪唑烷基脲〔imidzaolidinyl urea〕和季銨鹽-15〔quaternium-15〕。）。甲醛是一種防腐劑，也是致癌物、呼吸道致敏物、神經毒物和發育毒物。甲醛常用於直髮劑以及作為化妝品中的防腐劑。甲醛釋放劑經常用於美國產品，因此美國人不意外地對甲醛過敏的人數比歐洲人高。此外，人工甜味劑阿斯巴甜在人體消化的過程裡會分解成甲醛。

4. 芳香產品是業者用來保護商業機密及配方的籠統稱呼，不過這也為業者開了後門，能藉此隱藏潛在的有毒成分。聯邦法律沒有明文要求芳香業者必須在產品標籤上列出使用的化學物質。美國環境工作組織和安全化粧品運動組織（The Campaign for Safe Cosmetics）近來的研究發現，十七個品牌大廠的芳香產品中平均含有十四種化學成分，但是這些成分都未標示在標籤上。芳香類產品可能含有內分泌干擾物，是世界上前五大過敏原。我建議購買不添加芳香成分的產品或成分標示清楚的產品。

5. 對羥苯甲酸酯類（尤其是對羥基苯甲酸丙酯、對羥基苯甲酸異丙酯、對羥基苯甲酸丁酯和對羥基苯甲酸異丁酯），是仿雌激素的防腐劑，常用於化妝品以及洗髮精和潤髮乳等身體保養品。對羥苯甲酸酯類可能干擾內分泌系統和導致生殖和發育系統失調。

6. 聚乙二醇（Polyethylene glycol）和其他聚乙烯化合物是各種調節劑和清潔劑的集合體。這些合成的化學物質經常受到 1,4- 二氧陸圜污染，被美國政府視為潛在致癌物，而且容易被皮膚吸收。

7. 石油蒸餾物是石油萃取的化妝品成分，常見於睫毛膏。它們可能導致接觸性皮膚炎，也常受到致癌有毒物污染。煉油廠的產品除了汽車燃料、加熱用燃油和化學品，還有石油蒸餾物。

8. 鄰苯二甲酸酯（phthalate）常見於有色的化妝品、含有香精的乳液、沐浴乳、髮品和指甲油等等。它們會干擾內分泌系統，毒害生長、生殖系統和器官系統以及造成生物累積。鄰苯二甲酸酯對孕婦和哺乳的婦女影響甚鉅，歐盟已禁用於化妝品，但美國尚未禁止。購買不添加鄰苯二甲酸酯的品牌和避開含有「芳香」的產品，因為多數芳香成分含鄰苯二甲酸酯。

9. 間苯二酚（resorcinol）是染髮劑和漂白劑中常見的成分，它會刺激皮膚、毒害免疫系統，而且是人體對染髮劑過敏的常見原因。研究人員在動物實驗中發現間苯二酚會干擾甲狀腺功能。

10. 三氯沙（triclosan）和三氯卡班（triclocarban）是抗菌肥皂中的抗微生物農藥成分。三氯沙會干擾甲狀腺功能和生殖內分泌。過度使用可能會提高細菌的抗藥性。這些化學物質對海洋環境傷害相當大。二〇一四年，高露潔因為Total牙膏裡被驗出含有三氯沙而登上報章頭條。

11. 維生素A化合物（A醇〔Retinol〕、維生素A酯〔Retinyl Palmitate〕、乙酸視黃酯〔Retinyl acetate〕）常用於防曬乳、乳液、護唇產品和化妝品。太陽光會分解維他命A製造有毒自由基，進而加速皮膚病變，以及使實驗室動物的腫瘤惡化。

近在眼前的致癌物質

如果你罹患癌症，或許致癌原因就在眼前而自己卻不知：口腔裡的銀粉補牙。銀粉是銀與汞的合金，汞的比例約占一半，剩下由銀、銅、鋅等金屬混合而成，而汞是世上最毒的非輻射金屬。每次你咬東西、刷牙、吃酸性物質和喝熱飲時，銀粉就會釋放汞蒸氣。

人體吸收八成吸入的汞蒸氣，而每一毫克的銀粉每天能釋放達一毫克的汞，而且不論補牙完成後多久的時間，汞蒸氣從來不會遞減。有實驗發現，有銀粉補牙的民眾血液中、大腦、肝臟、腎臟，甚至羊水和母乳都含有汞殘留。由於銀粉補牙過度氾濫，目前有一億兩千萬名美國人體內的汞含量超過加州環境保護局頒布的安全值範圍。[14] 如果你有兩顆以上的銀粉補牙，你大概落在該族群裡。（如需更多資訊，請造訪國際口腔醫學和毒物學會網站 iaomt.org）

然而美國牙醫師協會主張銀粉補牙是安全無虞的。牙醫界於一八〇〇年代初期引入銀粉補牙技術，當時尚未設置相關安全法則。如今美國環境保護局和美國職業安全衛生署將汞視為有毒廢棄物，要求牙醫在移除病患口中的銀粉補牙要遵照嚴格的程序進行丟棄，以防汞進一步污染環境。

如果你決定移除銀粉補牙，請避開雙酚A環氧樹脂化合物。New England Children's Amalgam Trial 發現這類型的樹脂與兒童的生理功能缺陷有關，包含學習障礙和行為問題等。補牙前，請先確認牙醫使用的是非雙酚A環氧樹脂化合物。

汞在體內的半衰期約莫兩個月。[15] 如果人們可以阻斷汞來源，例如深海魚類和銀粉補牙，身體預估能在一年內排出體內全部的汞毒素。口服 2,3- 二巰基丁二酸（Dimercaptosuccinic acid）是一種能加速代謝汞和鉛中毒的療程，但是這種療法必須在合格的醫師指示下用藥。

食物中的汞

汞已經進入人類的食物供應鏈中，幾乎所有的魚類和貝類都含微量的汞，主要儲存在脂肪裡。如同鉢，汞藉由生物放大作用，沿著食物鏈在各級生物體內逐漸遞增。越大型、壽命越長的魚類通常體內的汞含量越高，而當人們吃魚時也連同魚體內的汞金屬一起吃下肚，累積在組織裡。人體雖然能排出汞毒素，但是需要花費幾個月的時間，等到體內毒素累積到一定程度、突破臨界點時，身體的修復、復原和排毒功能將受到無法挽回的傷害，隨著排毒功能降低，健康問題也會接踵而來。

魚類中的汞含量與未出生和年幼兒童的大腦與神經系統發展有關，這也是為何美國食品藥物管理局和美國國家環境保護局強烈建議孕婦、有懷孕機會的女性及正在哺乳的女性和年幼兒童避免食用汞含量高的魚類，例如鮪魚、馬頭魚、大耳馬鮫、馬林魚、深海橘鱸、鯊魚和劍魚。汞也對成人有害。

一九六九年美國食品藥物管理局頒布魚類汞含量最高不可超過 0.5 ppm，但是魚類的汞含量卻節節攀升。因此一九七九年，管理局將標準提高至 1ppm，到了一九八四年他們索性不再測量汞的總含量，只檢測甲基汞。到了一九九八年，管理局不再對任何魚類檢測汞含量。總結來說，一週一次吃下像鮪魚等含汞的魚類可能讓你體內毒素超過美國國家環境保護局頒布的安全值，還讓你一次超過注射六次疫苗所含的硫柳汞含量。

汞中毒經驗談

我小學四年級時，有次發燒請假在家休息。我含著溫度計邊跟家裡的狗狗玩，結果下巴不小心撞到茶几，意外咬斷了溫度計。由於小孩咬斷玻璃溫度計這類事件屢見不鮮，因此廠商之後停售玻璃溫度計。幾年後我高二時，自認為「意外」打破化學課實驗桌上的巨大溫度計很酷。我還將部分水銀倒在我手上，讓水銀在我手上流動，我記得當時有其他同學說：「那種東西最好不要隨便亂碰。」當時我讓水銀從手上流到桌上。握著水銀的觸感很奇妙，因為它異常地重，有點像握著液狀大理石。我確診大腸癌時，醫師說腫瘤應該在我體內長了十年左右。

不要低估空氣的重要性

減少體內毒素的重要方法是盡可能降低接觸潛在毒素的機會，而人們最常接觸的環境有兩個：一是家，二是工作地點。

二〇一八年，一則發表於《科學》期刊的研究發現，油漆、亮光漆、清潔用品與洗髮精、髮膠、除臭劑、香水、空氣芳香劑和洗手劑等個人保養用品裡的揮發性有機化合物，所造成的戶外空氣污染比汽車廢氣還要多。[16] 而我們有九成的時間幾乎都待在室內環境裡。根據美國國家環境保護局資料顯示，室內空氣的污染程度可能比戶外高出五倍。常見的室內空氣污染包含氡、煙霧、黴菌孢子和家具泡棉及各種材質裡的揮發性有機化合物。[17] 氡是繼吸菸後第二大肺癌主因，五金行有販售氡氣測試組，價格約莫五百元台幣。你也可以順便購入黴菌孢子測試組，有毒的黴菌可能導致慢性感染以及免疫系統下降，讓人長時間生病、容易受到癌症侵襲。香氛蠟燭、焚香和空氣芳香劑也可能製造有毒的化學氣體和煙霧。找找看有沒有百分百的黃豆或蜂蠟蠟燭，搭配紙或棉製成的精油燭芯。揮發精油也是較安全的選項，但是有些精油可能對寵物有毒。

空氣清淨機能過濾家中空氣，而盆栽植物也能達成相同功能。許多研究發現，植物能幫忙掃除常見的室內空氣污染物質，例如苯、三氯乙烯、甲醛與氨。效果最好的植物包含白鶴芋、波士頓腎蕨、雪佛里椰子、觀音棕竹、非洲菊、巴西木、香龍血樹和銀線竹蕉。要達到最佳空氣過濾效果，美國太空總署建議室內每兩至三坪就放置一棵植物。[18、19]注意：帶新盆栽回家前，請先確定該植物對家中寵物不具毒性。

檢視清潔用品

許多家裡清潔用品含有許多有害、有毒物質，能透過皮膚吸收或吸收進入人體。一個歷時八年的研究報告追蹤了五萬五千名美國護士，結果發現一週至少使用一次消毒劑清理環境的護士，比起較少使用消毒劑的護士多出百分之二十四至三十二的機率罹患慢性阻塞性肺病、肺氣腫、支氣管炎和哮喘。[20]研究中與肺部傷害相關的清潔化學物質為戊二醛，一種用於醫療設備的消毒劑，以及漂白劑、過氧化氫、酒精和氨基化合物，全數都為常見的家用清潔用品。

二〇一八年，一則丹麥的研究發現，一週至少使用一次清潔用品的女性跟有二十年資歷的職業清潔婦女，比起沒有清理居家環境習慣的女性，肺部有明顯傷害，其傷害程度等同一天吸二十根菸。[21]其中以職業清潔婦女的肺部傷害最為嚴重，肺功能也最差。為了預防清潔用品導致肺部傷害，著手研究的科學家建議使用極超細纖維抹布和水來取代強效的化學清潔用品。就連洗衣劑和柔順紙都可能污染居家環境。一則研究對家庭洗衣機製造的氣體進行分析，發現洗衣機會釋放二十五種揮發性有機化合物，其中七個為有毒空氣污染物，例如致癌物質乙醛和苯。[22]

我建議用天然、無毒、能自然分解的有機清潔用品取代一般的家庭清潔劑、洗衣劑和洗碗劑。布朗博士（Dr. Bronner's）的液態皂是我相當推薦的產品，可以拿來洗澡或洗碗、清理家裡，甚至可以用來刷牙。

你的工作場所有毒嗎？

二〇〇九年，一則職業罹癌風險研究徵招了一千五百萬名來自丹麥、芬蘭、冰島、挪威和瑞典的受試者，結果發現罹癌機率最高的職業類別為：飲品產業、菸草業從業人員、水電工、漁夫、技工、引擎操作師、礦工、煙囪清潔工，以及部分工廠員工。這些職業必須長期接觸煙霧、煙灰、塵土或化學煙霧。髮型設計師和美容業者也因為長期接觸髮類產品，例如直髮劑、漂白劑、染髮劑、香水和指甲油中的化學藥劑而使罹癌機率大為提升。餐廳服務員也因為接觸二手菸或吸菸提升肺癌機率，以及飲酒引發的肝癌[23]。根據研究，罹癌率最低的職業類別為

農夫、園丁和老師，不過家禽養殖業者另當別論。許多研究證明美國養雞、養牛和養豬業者罹患血癌的機率較高。[24,25]

要徹底清除工作環境內的毒素並不容易，除非你是老闆，否則你可能連工作環境的空氣品質都無法改善。在辦公室或座位上增加幾棵植物盆栽，甚至小型空氣清淨機能有點作用。如果你的工作必須終日接觸有毒氣體，那麼你可能要考慮換個工作。

電力污染

你的身體如同一台有機發電機，細胞透過電脈衝互相傳遞訊息，大腦下令心臟跳動、胃告訴大腦肚子餓等訊息，而皮膚受器向大腦傳遞觸碰到的物體資訊，包含質地、溫度、重量等等。

你的中樞神經系統如同網路，它是全身細胞、器官和大腦訊息互相傳遞的轉運站，負責維持身體正常運作。如果不小心割傷自己，受傷的皮膚位置會發出求救訊號，身體則會派出支援來止血、對抗感染、封住傷口和重建組織。

當電流流經某個物體時會產生電磁場，如同電線或電子產品，我們的身體周圍也有電磁場。人類身上有電力和電磁輻射，這也是為何我們接近電視或觸碰電視天線會影響畫面。人體的訊息傳導雖然需要電力，但並非所有電力對人類都是正面的。電氣污染泛指現代社會中人們暴露於隱形卻有害的人為電磁波中，而電子頻率能分成以下幾大類：

- 極低頻（ＥＬＦ）：電線
- 無線電頻率（ＲＦ）：收音機和電視訊號、微波爐和無線裝置
- 中頻：由家電和電子迴路釋放
- 高頻：輻射、Ｘ光、電腦斷層掃描和正子斷層造影
- 髒電：居家環境、工作地點、學校和其他地方各種電子來源所釋放的電磁干擾有害污染物。

根據山謬・彌爾漢（Samuel Milham）醫師的研究和假設，現代的居家電力設備約莫於一九五九年設置完成，與美國癌症、心血管疾病、糖尿病和自殺率上升有關。這些疾病在郊區裝設電力前發生率相對較低，而隨著設置後明顯提高。[26]一九七九年，黎波（Leeper）和威特海默（Wertheimer）在共同的研究中指出，兒童罹癌風險與住宅鄰近架空輸電線路釋放的強大電磁場有正相關。[27]之後陸續有其他的研究得出類似結論，不過也有研究抱持懷疑態度。兩個混和研究

和統合分析發現，兒童若暴露在住家電磁場零點三毫特士拉或以上，那麼罹患白血病的機率會增加一點四到兩倍。不過，根據國家癌症機構，綜合研究中暴露於這個強度電磁場的兒童樣本數量太少，不具代表性。

雖然沒有確切的證據，但是我認為謹慎為妙，應盡可能降低接觸有害電磁場的機會。確保住家環境附近沒有架空電力線是個不錯的開始。Wi-Fi裝置所製造的2.4 GHz電磁波被證明有害人體健康。許多的研究發現，Wi-Fi輻射會造成氧化壓力、DNA傷害、荷爾蒙失調、褪黑激素下降和睡眠干擾、嬰兒腦部發育不全、鈣離子的過度負荷和男性不孕等。[28]

如果你住家鄰近工業區，你可能有機會接觸高濃度的空氣和水污染，附近也可能有未知的重大污染。建議你上網搜尋住家附近是否有美國國家環境保護局「超級基金」場址。（https://www.epa.gov/superfund）

也順便查看居住的地區是否有較高的癌症發生率。二〇一四年全癌症發生率排行第一的是密西西比河沿岸地區、鄰近肯塔基州／西維吉尼亞州邊界、阿拉斯加西部以及整個美國南部。癌症死亡率最低的區域為美國西部，如猶他州和科羅拉多州。[29]如果你居住的地區癌症發生率居高不下，鄰居罹癌案例頻傳或是家中有一人以上罹患癌症，或許就該考慮搬家了。

如何減少家中有害的電磁場

- 如同燈光，電磁場也會影響人身體分泌褪黑激素。不要將手機放在床頭櫃充電。
- 晚上或是沒用到時就關掉 Wi-Fi。新款的無線路由器有 Wi-Fi 訊號的開關鍵，有的還能用智慧手機操控。如果你的無線路由器沒有開關鍵，一個簡單的方法就是將路由器接上光能計時器，到了晚上特定時間就會自動關閉。
- 螢光燈泡比一般燈泡釋放更多電磁場、有害藍光，而且還充滿有毒的汞蒸氣。LED 燈泡雖然製造較少電磁場，卻也會製造藍光，晚上暴露於藍光下則會影響睡眠。白熾燈是最好的選擇。
- 如果你想要測量家中或工作地點的電磁場，可以使用高斯磁場測試儀來測量家中或工作地點的電磁場熱點，以利採取措施、降低暴露機會。

人體細胞總是透過神經系統的電化學訊號傳送和接收訊息，然而外在的電磁場可能會干擾細胞間的正常溝通。它們可能導致細胞負荷過度，讓細胞接收錯誤的訊息或無法正常判讀訊息，類似於多人同時講話的情況。這樣的介入可能干擾身體各部位的細胞運作。如果你不慎接觸有害的電磁場，它們可能傷害神經系統或增加壓力荷爾蒙，造成睡眠障礙、免疫力下降、心血管疾病、早衰、自體免疫性疾病以及憂鬱症等問題。

有害的電磁場會分解細胞膜、釋放自由基、破壞ＤＮＡ的結構單元，干擾正常細胞分裂、癱瘓免疫系統和製造癌前細胞。如果你有健康方面的問題，電氣污染可能不是醫生會聯想到的病因，但可能會是你病情惡化或造成病因的元兇。

手機輻射呢？

如果手機輻射會造成腦癌，那麼隨著一九九〇年代手機日漸普及，腦癌病例應該也要逐年上升才對。

然而，美國國家癌症研究所的美國癌症登記（SEER）資料庫卻顯示，在一九九二年至二〇一五年間，也就是美國手機用戶暴增期間，腦癌或中樞神經系統癌症病例沒有增加的趨勢。[30]

不過這些數據有點以偏概全。根據二〇一八年的英國研究發現，多種腦癌的發生率下滑，但是每年多形性膠質母細胞瘤，也是最常見也最具侵襲性的腦癌卻自從一九九五年後翻了兩倍。[31] 研究作者懷疑這個結果可能與人類暴露於醫療X光、電腦斷層掃描、污染或手機輻射的機會增加有關。

世界衛生組織的國際癌症研究機構將手機使用列入「可能致癌」名單，不過連同美國癌症協會、美國環境健康科學研究所及美國食品藥物管理局、美國疾病管制與預防中心、聯邦通訊委員會和國際癌症研究機構都說沒有明確、直接的實驗證據顯示手機使用與腦瘤之間有關聯性。

雖然過度使用手機導致腦癌的證據非常薄弱，我認為小心駛得萬年船。我很少將手機直接靠在臉上講話，而是選擇開擴音或耳機，而且盡可能讓手機遠離身體。工作時我將手機放在桌上、餐廳時放在桌上、開車時放在中控台。我也會長時間將手機設為飛航模式，尤其是長時間放在口袋裡的時候。使用手機時，記得訊號越弱時，手機釋放的輻射越多。

斷食

基於宗教原因和缺糧，斷食是人類祖先常有的生活經驗。斷食不僅能促進排毒，還能誘發身體修復機制。在我抗癌的過程中我經常斷食，進行只喝果汁的斷食法，例如長達十天只喝蔬菜汁和間歇斷食。

斷食能讓身體的消化系統得到休息，也因此能讓它將注意力轉到之前忽視的地方。一旦你開始兩至三天的喝水斷食，你的身體會從燃燒醣類改成燃燒體脂做為能量，這個過程叫做酮症（ketosis）。當身體因為斷食進入天然的酮症狀態，也就是一種在人為控制下的飢餓狀態，你的身體會從日常運作切換成生存保護模式，促使細胞開始進行體內大掃除。身體發現體內醣類不足時，健康的細胞便停止生長，轉而去分解、使用受傷衰老的細胞做為燃料。

這個現象的科學專有名詞稱為「自噬作用」，英文中的自噬 autophagy 源於希臘語，auto 意思是「自己」，phagein 意思是「吃」。在自噬的過程中，健康的細胞轉變成待機狀態，加強防禦機制來度過這段艱困時期。然而，癌細胞是一種始終卡在成長模式的病變細胞，無法隨意轉換，在斷食或挨餓的狀態下，許多種類的癌細胞會在沒有能量供給的情況下仍繼續成長，最後變得脆弱、死亡。有時細胞壽命太長，會變得太老、沒有效率。這些都不是你希望長久待在體內的細胞，尤其是免疫細胞。

在進行三至五天的清水斷食法時，體內老舊受損的免疫細胞會凋亡，啟動新的幹細胞生成。當你恢復飲食後，這些新的幹細胞會加速製造嶄新的免疫細胞來取代死去的舊細胞。[32] 斷食基本上能起到重啟人體免疫系統的作用，還能減少體內類胰島素生長因子-1（IGF-1）、胰島素和血糖濃度。

研究人員在老鼠實驗中發現，短期斷食能保護健康的細胞，使癌細胞變得敏感，讓化療和放療更有效，進而延長壽命。[33] 在癌症治療前後斷食七十二小時——治療前四十八小時，治療後二十四小時，被證實對癌症病患是安全無虞的，還能在保護健康細胞的同時，降低含鉑化合物化學療法的副作用。[34]

斷食的方法很簡單。整天只喝水，一千八百至三千八百毫升就夠了。你可以在水中加入檸檬或喝無咖啡因的花草茶，例如南非國寶茶或木槿花茶。服用保健食品也行，因為檸檬汁、茶跟保健食品裡沒有什麼卡路里，不會影響斷食效果。多數人可以在只喝水的情況下斷食三至五天，但是有例外：假如你正在服用高血壓或控制血糖的藥物，斷食可能有危險性。如果你在服用處方藥物或有任何重大健康問題，建議你在斷食前先徵詢問過醫師。

除了清水斷食法，另一個斷食法是洛杉磯南加州大學長壽研究所所長瓦爾特・隆戈（Valter Longo）所研發的 ProLon 模擬斷食法。

模擬斷食法以五天為單位，是以蔬果為主的飲食控制計畫，而這項斷食法在臨床試驗中被證明具有跟清水斷食法同樣的效果，包含自噬、提升幹細胞活力及啟動幹細胞再生能力。[35] 我跟老婆兩人都試過模擬斷食法，它比清水斷食法容易，因為不用完全禁食，對於有健康問題的人來說也可能比較安全。為了達到最大生理效益，隆戈建議每個月一次、連續三個月，接著每三個月一次，再來每半年一次。他跟團隊目前正在進行臨床試驗，試圖了解模擬斷食法能在保護健康細胞和強化傳統癌症治療上能發揮多大效果。

斷食開始的前幾天覺得身體不適是很正常，這樣的反應稱之為赫氏反應（Jarisch-Herxheimer reaction），或是好轉反應。光是從西方飲食切換成蔬果或生機飲食就可能引發這樣的反應。主要的原因有三個：適應、食物上癮和排毒反應。

斷食期間，身體會切換成生存模式，而前所未有的經驗一定會讓你感覺不適。多數人早就習慣了高油、高糖、高鹽飲食和咖啡因，因此當你突然從飲食中移除這些東西時，身體理所當然會出現生理戒斷。如果你有喝減糖汽水或咬口香糖的習慣，你也可能出現對於阿斯巴甜等食品添加劑的戒斷症狀。

第二個不舒服的理由是切換成生機蔬果飲食的排毒反應。身體會將毒素儲存在脂肪裡。斷食期間，身體會分解脂肪當做燃料，而毒素會跟著釋放到血液中、在身體裡循環，直到被稀釋、最後排出。在這過程中，你一定不會覺得快活。一些食物戒斷、排毒和適應過程中會出現的症狀包含精神不濟、腦霧、頭痛、頭暈、噁心、間歇性的痠痛和疼痛、面皰、疹子，以及胃腸不適。每個人的狀況不一。有些案例裡還出現發燒的情況，但這是好事，因為發燒代表免疫系統正在全力運作、掃除許多你不知道的細菌、病毒和寄生蟲。不過值得注意的是，如果發燒超過四十度，請立即停止斷食、尋求醫師協助。

如果你在斷食期間出現上述的症狀，可能純屬巧合，但也有可能代表身體正在進行體內大掃除。記得多喝水。喝水能加速新陳代謝、撐過這個痛苦的階段。灌腸或進行二十分鐘的三溫暖也能加速排毒。請留意如果有在服用處方藥物，斷食或三溫暖可能有危險性。請謹慎評估身體狀況，並在必要時徵詢醫師同意後進行。

斷食一般的症狀是精神不濟或是持續幾天的頭痛症狀。如果你開始覺得不舒服，告訴自己這是必經過程。多數人第一天覺得還好，第二天覺得飢餓難耐、痛苦萬分，捱過這個階段、食慾下降後，第三天開始覺得神清氣爽。一旦你熬過排毒剛開始的那幾天，之後會覺得精神奕奕。我每次斷食到了第三天的某個時刻，我總是很驚訝自己不但沒有飢餓感，還能活力充沛。

想要嘗試斷食前，先體驗一天的清水斷食是小試身手的好方法。然而，要達到細胞自嗜和幹細胞再生等斷食效果必須至少斷食三天。如果你要進行斷食，建議選在週末進行。星期五早上開始（星期四晚餐是斷食前最後一餐），一路到星期一早上，中間都不能進食。多數人斷食期間一天，體重會減少半公斤到一公斤，但是恢復進食後，部分體重將會恢復。斷食能短時間內達到減重效果，但是持之以恆的最佳減重方式是，選擇攝取原型食物搭配植物性飲食。身上的體脂肪越多，能斷食的時間就越長。肥胖是癌症的第二大主因，盡可能減少體內多餘的脂肪會有益健康。斷食的再生效果其實在斷食三至五天、恢復飲食後最為顯著。

生活中的排毒步驟

- 停止食用充滿人工添加物的加工食品
- 停止食用動物肉
- 購買有機蔬果
- 購買濾水器和為蓮蓬頭加裝過濾器
- 將化妝品和保養品換成無毒品牌
- 移除銀粉補牙

- 盡量讓手機遠離腦部
- 晚上或任何時候盡可能關掉 Wi-Fi
- 購買空氣清淨機
- 換掉含有有毒成分的清潔用品
- 考慮進行三至五天清水斷食法或模擬斷食法

第八章 抗癌動起來

沒時間運動的人，早晚會挪時間出來生病。——德比伯爵 愛德華・史坦利

如果你不能飛，那就奔跑；如果跑不動，就走路；實在不能走，就用爬的。無論如何，你得不斷前進。——馬丁路德・金恩

許多人都認為健康和身材是一體兩面，因為想要鍛鍊身材的人通常會開始運動、調整飲食、減重，使得健康也相對獲得提升。但是其實身材跟健康是兩回事，擁有好身材的人不見得健康，而健康的人不見得身材精實或壯碩。人們的目標應該是在兩者之間取得平衡。為了追求更好的運動表現和外在身材，運動員和健身愛好者常常不計代價、吃下任何有助於達到目標的東西。許多人因此吃下大量的動物蛋白質、服用運動補給品和生長激素，只求肌肉更結實、表現更出色。就連昔日環法賽七冠王神話的抗癌鬥士藍斯・阿姆斯壯（Lance Armstrong）也

曾服用過禁藥。

久坐是慢性自殺

美國人每天清醒的十六至十七個小時裡，平均有十五點五個小時都坐著，而且高達三分之一的美國兒童和三分之二的美國成人有過重和肥胖的問題。根據近期報告，半數美國人的活動量不足，超過三分之一的人屬於「身體活動不足」的族群。運動不足是心血管疾病、糖尿病、乳癌、大腸癌和子宮內膜癌等慢性疾病的主要成因，而且還會增加罹患其他數十種癌症的風險。[1,2] 然而只要平常多動少坐，就能大幅降低風險。

物極必反

美國人的壽命在所有工業國家中吊車尾，但是活動量在光譜一端的職業運動員卻更短命。美國完全不活動的「沙發馬鈴薯」族群平均壽命七十八歲（男性平均七十六歲、女性八十歲），而菁英運動員平均壽命卻只有六十七歲，足足少了九年。

運動有益身心健康，但是各種極限運動，例如，為了參加馬拉松和鐵人三項，而從事過度的重量訓練及耐力訓練，恐怕對身體是弊大於利。這種程度的活動量也會產生過多的自由基和大量腎上腺素與皮質醇等壓力荷爾蒙，進而抑制免疫功能，提升染病和得到流感、感冒的風險。

羅馬琳達大學大衛・尼曼（David Nieman）博士和同事的研究發現，馬拉松選手因為免疫力衰退，在賽後比一般人多出六倍的機率生病。高強度的激烈運動造成代謝性壓力和增加新陳代謝，隨著新陳代謝時間延長釋放更多自由基、破壞細胞。馬拉松和激烈的有氧運動會耗盡現存的抗氧化物質、抑制免疫力和分解肌肉組織。[3]日復一日、年復一年長時間訓練下來，身體累積的生理壓力在沒辦法獲得充分時間修復下逐漸變得虛弱、筋疲力竭。

光是運動不能帶來真正的健康。「慢跑之父」和全球暢銷書《跑步完全指南》（The Complete Book of Running）作者吉姆・福克斯（Jim Fixx），在一次晨跑後死於心臟病，享年五十二歲。他的驗屍報告結果顯示，其中一條冠狀動脈血管完全阻塞，另一條阻塞程度超過百分之八十，先前還有心臟病跡象。[4]即便有吉姆和其他人的例子，健身等同健康的迷思依舊普遍存在人們心中。

近期研究指出，每天九十分鐘的激烈運動或每週跑九十多公里對多數人來說已經是過度運動。維持這種強度的訓練會讓身體長期處於疲憊、發炎、腎上腺枯竭，提升生病的風險。

這對於癌症病患尤其重要。有些生存意志強烈的癌症病患認為，自己如果把身體推向極端境界，例如參加長距離跑步或鐵人三項，他們某種程度上便是在擊退癌症，但是這樣的行為其實會招致反效果。高強度運動造成生理過度壓力，運動後免疫抑制現象則會延長到運動後七十二小時，這段時間內，人體免疫系統防禦外來細菌病毒入侵功能會很弱。兩個小時半的慢跑能讓自然殺手細胞數量銳減一半。[5] 劇烈運動也可能導致受傷和拉長衰弱狀態，使得你失去每日運動的好處。

劇烈運動完後的內在修復有可能壟斷身體治癒癌症所需的珍貴資源。除了免疫力抑制外，劇烈運動還會製造大量乳酸，阻礙關鍵營養素傳送至健康細胞，甚至促進癌症生長。

正確的運動量

不管是緩和的、中度的、還是劇烈運動，所有的運動只要能取得平衡都對身體有益。對多數人來說，這樣的活動量是大於整日坐在辦公桌前，小於全力投入準備奧運比賽的程度。也許部份的人們認為，運動是為了追求更好的運動表現或是在海灘上能展露曼妙的身材，但運動的主要目的應該是延長壽命、維持健康的狀態。好身材只是額外的好處。每日適量的有氧運動，例如快走、短距離慢跑、騎腳踏車、做瑜珈、重量訓練和跳舞，都能加速T細胞生成、增加組織氧氣供給、提升抗氧化酵素功能和分泌名為腦內啡（endorphin）的荷爾蒙，它會讓人感覺良好，緩解疼痛。各種研究指出，運動能有效調節情緒，減輕憂鬱、焦慮。[6]

研究也發現，運動能預防癌症病患和老年人肌肉流失與骨質流失。人體在舉重物時，就是向身體傳遞強化肌肉和骨骼的訊號。比起服用鈣片，重量訓練是更能預防和逆轉骨質疏鬆症的絕佳方法。

> 請注意：如果你選擇在公共健身房運動，記得不要觸碰眼睛、鼻子和嘴巴，回家後記得先洗手。健身房是培養細菌和病原體的溫床，這也是為何我和老婆都戲稱健身房為細菌房。

飲食和運動習慣也能影響基因表現，也就是抑制壞基因、強化好基因。[7]芬蘭有一則研究針對雙胞胎進行實驗，發現運動能讓年齡層落在二十五至六十四歲的族群降低六成六的死亡率，而許多研究也證明了運動對於癌症治療和恢復的重大效果。[8]乳癌病患如果每天攝取五份蔬菜和水果，搭配每天運動的習慣（相當於每天健走三十分鐘），持續九年後，她們比起一般不運動、不攝取蔬果的病患少了一半的癌症復發機率。[9]效果相當驚人。

另一個研究發現，乳癌病患在經過中度至高強度運動後，她們滴到癌細胞上的血液比起運動前具有更強大的抗癌能力。[10]

刊登於《英國醫學期刊》的研究發現，騎單車上班與減少四成五的癌症致死率和四成六的心臟疾病發生率有關。[11]腳踏車並非什麼神奇物，只是騎單車上班的人能藉此達到有益健康的運動量，也就是每天三十分鐘中度至激烈有氧運動的活動量。

二〇一四年的研究召集超過四千六百名、患有早期攝護腺癌的瑞典男人，發現每天行走或騎單車二十分鐘以上的病患，比起不運動的男人少了三成九的攝護腺癌致死率以及三成的死亡率。[12]

二〇一四年《臨床腫瘤學雜誌》（Journal of Clinical Oncology）研究發現，

每週運動七個小時的大腸癌病患與沒有運動的病患相比，少了三成一的死亡率。也有研究發現，每天平均看五個小時電視的病患比起看兩個小時以下電視的病患多出兩成二的死亡率。[13]

運動能逆轉數十年坐式生活帶來的傷害。一則研究發現，一群身材走樣的中年人在經過兩年每週四到五天的持續有氧運動後，他們的心臟狀況大為好轉、成功逆轉多年來的傷害。[14]

運動能讓人年老時依然保持免疫系統強健。人類的免疫系統會隨著年齡增加、活動量降低而變得衰弱，使得身體容易遭受疾病或癌症侵襲，但是二〇一八年的研究有驚人的發現：研究人員發現長距離的單車選手到了六十、七十、八十歲的高齡後，血液裡的T細胞數量跟二十歲的年輕小夥子並無二致。[15]

運動如何促進排毒

人體每天都會暴露於環境或食物裡的毒素，這也是排毒如此重要的原因。如果排毒功能受阻，毒素會累積於體內，形成酸性體質和毒血症。免疫系統的其中一個重要功能會取決於身體是否能透過淋巴系統，例如扁桃腺、胸腺、骨髓、脾臟、淋巴液、血管和淋巴結等有效代謝毒素。胸腺和骨髓會製造淋巴性白血球。血管輸送氧氣和營養素給細胞，而淋巴管如同血管，淋巴管中流動之液體稱為淋巴液，主要成分為白血球T淋巴球（T細胞）和B淋巴球（B細胞），白血球流至身體各部位負責攻擊入侵的病原體和受到感染的細胞。淋巴液也會從健康的組織帶走死掉的細胞、代謝後的廢物和毒素，並透過汗水、黏液、尿液和膽汁分泌作用後由糞便排出。

淋巴結就像待運站，負責過濾淋巴液、幫B細胞和T細胞攔截入侵的病源體。淋巴結主要分布在腋下、鼠蹊處、脖子和胸部與腹部的血管。身上的淋巴液是血液的三倍，但是淋巴系統不像血管系統有心臟作為幫浦功能，而是必須依靠身體自覺和不自覺的肌肉收縮，來讓淋巴系統形成單向循環。

運動較少為人知的另一個好處是它能幫助淋巴系統循環，促進體內排毒。你的活動量越大，淋巴液就能獲得越大的推動力。我剛開始研究如何抗癌時，讀遍所有能找得到的抗癌成功案例，發現了許多共同點，其中一個便是利用迷你彈跳床來做彈跳運動。既然這麼多抗癌人士和健康人士不約而同如此推薦這個運動，想必有其好處和魔力。所以我也跟著買了一個彈跳床。

彈跳床運動能增加G力阻抗（重力負荷），地心引力的力量讓身體每個細胞受到壓力進而增強肌肉骨骼系統：骨頭、肌肉、結締組織和器官。彈跳能刺激淋巴系統中幾百萬個單向閥、進而促進淋巴循環。除此之外，彈跳床運動是屬於對膝蓋關節低衝擊、較為溫和的運動，有助訓練體力和平衡。與一般地板相比，彈跳床運動能讓人從事更久的跳躍和有氧運動。

三個基本彈跳運動

健康版：在迷你彈跳床上溫和地上下晃動，腳不用離開表面。雖然這感覺不太像運動，但這足以帶動淋巴循環。許多人能一次做超過三十分鐘至一小時，甚至邊做邊看電視。

大力彈跳版：顧名思義就是盡可能跳越高越高。跳越的動作能強化身體主要肌群和穩定肌群、訓練平衡感以及刺激淋巴循環。建議一開始以漸進的方式逐次增加高度。如果跳太高，你可能不小心頭撞到天花板，或是落下時姿勢不正確而受傷。

有氧彈跳版：這是三者之中最有趣的項目。它包含開合跳、旋轉、慢跑、原地衝刺、單腳跳、跳舞和其他任何你能想得到的動作。放個自己喜歡的音樂，盡情動一動，在流汗和血液循環加速的過程中享受彈跳的樂趣。

我的彈跳運動通常先由幾分鐘的健康彈跳開始暖身，接著五至十分鐘大力彈跳或有氧彈跳，兩者交錯進行，然後接著幾分鐘的健康彈跳來緩和身體。我通常戴上耳機，聆聽健身／舞蹈音樂、禱告音樂或療癒經文。彈跳運動不太容易有跳得太過頭而受傷的問題，但是如果你覺得疼痛或不適，就應該放輕鬆。在抗癌的過程中，我每天會做二到三次彈跳運動。

如果你身體不適合彈跳，有些彈跳床還附有安全扶手，或是你能坐在彈跳床上，以坐姿方式溫和地上下晃動。我腹部開刀幾個月後買了彈跳床，一開始覺得太痛，只能從溫和的健康彈跳開始。隨著身體逐漸復原，痛感消退後，我才開始大力彈跳和有氧彈跳運動。

將彈跳運動推向極限

- 選擇在戶外做彈跳運動。呼吸新鮮空氣、曬曬太陽，親近大自然（如果環境允許的話）。
- 彈跳時至少深呼吸十次。用鼻子大力吸進空氣、憋住幾秒鐘再用嘴巴吐氣，將肺部的氣吐淨。

- 彈跳運動的強度達到能流汗的程度，一天至少一次。

流汗超級有益健康，因為流汗能幫助身體排出特定毒素，例如砷、鎘、鉛和汞。[16] 三溫暖是排出毒素的有效方法，但是爆汗的有氧運動更好，因為運動能打開身上的抗癌基因。不管哪個方法，你之後都需要洗澡。彈跳運動的好處是，即使不爆汗，依然能獲得其他益處。不過還是建議每天能有一次出汗的運動。我習慣一早起床先彈跳後再洗澡。

擁抱陽光

流行病學研究發現，人們能透過多曬陽光來防止美國每年三萬起癌症病例。曬太陽及攝取維他命D能抑制乳癌和大腸癌細胞與大幅降低前兩者的死亡率，而實驗發現，維他命D代謝物對於淋巴癌病患出現了部分和完全臨床反應，前提是腫瘤組織內有高濃度的維他命D代謝物受體指數。

嚴重的曬傷可能引發黑色素瘤，但是長期定時曬太陽卻能抑制黑色素瘤的發生。西方人天性害怕曬太陽是因為日曬會增加罹患各種皮膚癌的機率，而這些癌症有百分之零點三的死亡率，相當於每年兩千起死亡案例。但是經常曬太陽卻能有效防止死亡率高達兩成至六成五的癌症，等同每年十三萬八千起美國死亡案例。[17]每天曬十五分鐘的陽光對健康最為理想，但是在冬季可能會有困難。維他命D是最重要的抗癌維他命之一，而我每天固定至少服用二十五微克的維他命D3保健食品。

回歸地球表面

所有運動中最簡單卻被低估的運動非走路莫屬。走路不要任何購買器材或加入健身房會員，每天走兩到三次，每次十到二十分鐘的路能為身體健康帶來神奇的效果，而如果脫掉鞋子，打赤腳走在草地、泥土或沙灘上能讓效果加乘。打赤腳走路能讓身體吸收地球表面上的負離子，對身體有極大好處。這些負離子有抗氧化作用，能增加血液循環、鎮靜神經系統、穩定皮質醇和降低發炎跟疼痛、增強免疫系統與加速癒合。[18]

如果要進一步提升走路的好處，研究發現「森林浴」——也就是在森林中待個幾小時的說法——能增加自然殺手細胞的活性和降低血壓跟壓力荷爾蒙。[19,20]研究認為，森林浴的部分好處來自於吸入芬多精，也就是植物和樹木釋放到空氣中帶有芬芳的有機化合物，也是讓雪松聞起來像雪松的化合物。[21]

智能手環

健身追蹤器或許能成為幫助你邁向健康的另一利器，它能顯示你每天的運動量，還能讓你了解自己的睡眠品質。健身追蹤器是個好用的裝置，能提供資訊以便你調整作息習慣或增加運動量。更重要的是，它幫你記錄資訊，能讓你在達到每日目標時覺得有成就感。有些人對於健身追蹤器有疑慮，因為他們不習慣整天戴著電子裝置。

然而如果健身追蹤器能督促你每天運動的話，我覺得這絕對是利大於弊。如果你想避免健身追蹤器釋放的電磁場，近期新款的追蹤器附有飛航模式，或是只有在開啟同步時才會跟手機連線。去年有人送我健身追蹤器當作禮物，我好奇我能收到什麼樣的資訊反饋，因此決定戴著三個月試試看。每天能看到不同資訊挺有趣的，例如每天的走路步數、睡眠時間（平均八小時二十五分鐘）和運動習慣估多少活動量等等。追蹤器能告訴我需要多少活動量和運動量才能達到每天的理想狀態。

要活就要動

根據每個人的狀況，如果是剛開刀或療程結束正在復原，又或者身材完全走樣，你可能無法馬上開始運動。但這也無所謂，不需要灰心。一開始可以從走路與緩和的彈跳等輕度運動開始，然後等身體適應了，再加入適量的有氧運動，例如騎腳踏車、短跑、登山、武術或是像瑜珈、Zumba、爵士樂健身操或皮拉提斯等健身課。任何可以讓你活動筋骨、增加心跳率和爆汗的運動都非常好。找到喜歡的項目開始做就對了。最新的研究發現，整日活動可能比三十到六十分鐘的刻意運動好處還要更多。而要達到整日活動有許多簡單的方法，例如將車子停在停車場的最遠處，或是走路取代搭電梯。如果你整天坐在辦公桌前，不妨設定鬧鈴、提醒自己起來動一動、伸展筋骨，花幾分鐘在辦公桌附近走個幾圈。我幫自己買了一個升降桌，下面搭配跑步機，而我對這樣的辦公環境極為滿意。跑步機的設計不是為了健身，只是確保你一直在動。走路比原地站著好，即便我把跑步機調到最慢的速度，我每天還是能走上好幾英里。人生要動，才是王道。

無暇休息

運動的反面就是休息，而休息太多或太少都不利健康。人們需要早點入睡和大量睡眠，因為睡眠才能幫助身體復原。對多數人來說，每天六至八小時是理想的睡眠時數，但是因人而異。根據美國疾病管制與預防中心，超過三分之一的美國人睡眠不足。[22]如果你每天睡少於七小時，你可能睡眠不足。每天睡眠不足，日積月累下來會導致睡眠負債，有害健康。

睡眠不足會影響情緒和大腦功能，包含記憶、學習、創造力與心情。更重要的是，它會影響你的生理外觀。睡眠不足會直接影響臉部外觀，例如腫脹下垂的眼皮、黑眼圈、皺紋和嘴角下垂。你欠下的睡眠債越多，這些外型改變也會越持久。睡眠不足也會導致憂鬱症、體重上升、免疫力下降、糖尿病、心臟病、癌症或死亡。

睡覺時，身體會製造一種叫細胞激素的荷爾蒙來對抗感染，而睡眠不足的人因細胞激素指數較低，因此比較容易得到流感或感冒。卡內基美隆大學的研究人員發現，每天睡少於七個小時的男性和女性在接觸引起感冒症狀的病毒後，比起每天睡超過八小時的人出現感冒症狀的機率高出三倍。[23]

在電力裝置發明以前，人類祖先在太陽下山後幾小時便早早入睡，他們的睡眠習慣完全配合大自然和太陽的規律。他們夏天睡得比較少，冬天比較多。冬季時，他們分兩次睡覺，睡眠時間總長達十二個小時，中間在半夜醒來一次，利用一至三個小時的時間讀書、寫字、工作、社交。歷史文獻稱呼這兩段式睡眠為第一次睡眠和第二次睡眠。電燈和現代的室內及工作環境大幅降低人類接觸太陽的時間，而提升晚間接觸人造光的機會，導致人類的生理時鐘無法與太陽的晝夜循環同步。人類的生活因而沒有配合大自然的節奏。

二〇一三年的研究發現，露營者在一週不接觸人造光的情況下，原本各自擁有不同生理時鐘的露營者開始跟太陽的晝夜循環同步。露營開始前，他們的身體在晚上十點半左右開始分泌褪黑激素，半夜十二點半左右入睡，早上八點褪黑激素開始消退。

經過一週露營後，露營者的生理時鐘往前提早兩小時，身體在太陽下山後便開始分泌褪黑激素，作用最強時間約在半夜左右，太陽升起後激素開始下降。[24]他們的生理時鐘變成跟太陽的晝夜節律完全同步。

褪黑激素是由人體腦下垂體中的松果體所分泌的一種黑暗荷爾蒙，它會根據所接受的光量多少來決定分泌的量。它的抗氧化功能比維他命C高出五倍，能幫助提升淋巴細胞和自然殺手細胞的效率，而殺手細胞主要負責消滅外來病菌和病變細胞。此外，褪黑激素還能增加超氧化物歧化酶和穀胱甘肽的活性，兩者都具有抗氧化和解毒功能，還能幫助修復受損細胞。

褪黑激素能抑制血管新生和轉移，促進各種癌細胞凋亡。[25,26]人體內夜晚褪黑激素的上升是壓制癌症生成、成長和擴散的「天然機制」。[27]在太陽下山後、上床睡覺前接觸人造光，尤其是藍光，會干擾睡眠和身體分泌褪黑激素。研究人員發現，深夜暴露於室內燈光（<200 lux）會減少睡前百分之七十一點四的褪黑激素分泌，縮短夜間褪黑激素作用時間，與暴露於微弱燈光（<3 lux）相較之下少了九十分鐘，並且讓人類受試者每日的褪黑激素少了百分之十二點五。[28]另一則研究發現，晚間暴露於強光下僅僅十五秒的時間，就足以干擾受試者的生理時鐘和延後褪黑激素分泌時間平均達三十四分鐘。[29]

二〇一一年美國的護士健康調查（Nurses' Health Study）中，哈佛大學的研究人員發現，值夜班、褪黑激素濃度較低的女性與乳癌發生率有相關聯。[30]ＬＥＤ和霓虹燈光所釋放的短波長藍光，以及像電視、智慧手機、電腦、部分鬧鐘和ＬＥＤ路燈等電子設備，比任何光源更會抑制褪黑激素。[31]二〇一八年的研究發現，居住於都會區、夜間暴露於高強度戶外藍光的女性，比一般人高出一點五倍的乳癌發生率，男性則高出兩倍的攝護腺癌發生率。[32] 一則多倫多大學的研究發現，配戴抗藍光眼鏡的夜班工作人員，比起未配戴的人的身體內有較高濃度的褪黑激素。[33] 盲人女性比起一般女性少了三成五至五成的乳癌發生率。[34] 她們睡眠時間較長，也因為褪黑激素濃度較高而使雌激素濃度較低。影響褪黑激素分泌的物質包含咖啡因、菸草、酒精、阿斯匹靈、布洛芬、乙型阻斷劑、苯二氮平類、皮質類固醇，以及像百憂解等控制血清素的藥物。目前已知有八百種廠牌名藥品和學名藥都會影響褪黑激素。[35] 如果你有服用什麼處方藥，它們有可能抑制你身體分泌褪黑激素、降低睡眠品質、影響健康。實驗發現，睡前服用二十毫克的褪黑激素搭配傳統治療能有效緩解腫瘤、提升一年存活率和減輕化療和放療的副作用。[36]

睡眠不足增加癌症風險

一個日本研究針對兩萬四千名、年齡介於四十至七十九歲的女性進行研究，他們發現每天睡眠少於六個小時的女性，比起六個小時以上的女性有較高機率罹患乳癌。[37] 二〇一〇年，凱斯西儲大學的研究發現，每天睡眠時間少於六小時的人會增加大腸癌發生率。[38]

然而，就像運動，過多睡眠也不利健康。二〇一七年的研究發現，每天睡眠時間多於九小時的乳癌病患，比每天睡六至八小時的病患有較高的死亡率。擁有睡眠障礙和入睡困難的病患也會增加死亡風險。[39,40]

睡眠干擾也會讓癌症惡化，加速擴散。二〇一四年芝加哥大學睡眠呼吸中止症的研究人員發現，每兩分鐘就受到輕微睡眠干擾的老鼠，身上的腫瘤比起沒有受到睡眠干擾的老鼠大了兩倍。[41]而這干擾老鼠睡眠的實驗只歷時四週。在你陷入惶恐前，長達四週不良的睡眠品質對老鼠而言如同人類的兩年半。中醫師認為，半夜前每小時的睡眠都能帶來半夜後兩倍的好處。不管是真還是假，晚上十一點至凌晨一點都是人體器官系統重要的修復時間，例如腎上腺。

安眠藥不是長久之計。每年光是服用十八顆安眠藥就會增加三倍的死亡率，而每週服用二至三顆安眠藥會增加五倍死亡率。服用像巴比妥類和贊安諾（Xanax）、Valium 等苯二氮平類藥物與 Ambien 等Z字頭藥等安眠藥所帶來的死亡風險與吸菸並無二致。[42]

增加睡眠的第一步是將睡覺時間提前，最好是太陽下山後幾小時。根據你的所在環境，可能需要重新調整時程安排。你也需要獲得跟你同住一個屋簷下的人的支持。這麼做的好處是早睡就比較容易早起，也等於早上出門不會那麼趕。這能幫你騰出時間來讀書、禱告、冥想、榨果汁、健身和思考待辦事項。暴露於早晨陽光下能讓你重新調整生理時鐘和晝夜節律。

二〇一七年的研究發現，連續一個月每天受到照光盒強光洗禮三十分鐘的乳癌病患，在睡眠品質和時間上有顯著的進步，以及降低慢性疲勞。[43] 根據其中一位研究作者，抗癌成功的人和其他個體如果多數時間都待在室內環境，他們吸收的亮光可能不足以讓生理時鐘同步於太陽的晝夜節律。研究人員建議盡可能接近有自然光照的窗戶，以及在早晨時間盡可能讓室內燈光越亮越好。[44]

睡眠能幫助大腦排毒

在研究老鼠睡覺時大腦模樣的過程中，羅徹斯特大學的科學家發現，老鼠大腦的腦脊液循環有顯著的增加。該則刊登於《自然》期刊的作者和神經外科教授麥肯・尼德高（Maiken Nedergaard）博士認為，睡眠過程就像洗碗機強制排出所有當天累積在大腦中的有毒代謝廢物。人們清醒的時間越長，大腦就會累積越多像β類澱粉蛋白的毒素。[45] 這些毒素會影響大腦化學變化和理性思考的能力。

健康的夜間習慣

以下是我養成的夜間習慣，希望也能幫助各位提升睡眠品質、提升身體修復、康復和痊癒的能力。

• 早點吃晚餐，以空腹的狀態上床睡覺

將進食時間限縮在十一個小時內，例如早上八點至晚上七點。研究人員發現，每天禁食少於十三個小時的乳癌病患，比起每天禁食超過十三個小時的病患，癌症復發機率高出百分之三十六。[46] 不要在睡前吃東西，也不要在半夜吃東西。太晚吃東西會導致身體在睡覺時耗費能量來消化食物，而非修復組織。

• 太陽下山後將家中燈光調暗

這個習慣能讓身體準備入睡。洗個熱水澡，使用乳香精油、沒藥和薰衣草來讓身體放鬆。睡前看書能幫助身體放鬆，並且讓大腦跟身體緩緩進入睡眠模式。睡前上廁所或刷牙時不要開燈。

• 避免任何刺激性的東西

咖啡因、糖、社群媒體和工作相關活動都會讓大腦不停運轉，讓人在上床後難以入睡。不要在睡前收看令人緊張的電視節目，尤其是新聞。避免收看血脈賁張的戲劇或懸疑、恐怖、動作或冒險節目，以及運動節目。這些娛樂節目都會刺激你，令壓力荷爾蒙上升，讓你難以入眠和導致長期壓力。

• 不要擔心明天

擔憂會讓你遲遲無法入睡。未來或明天的事情就先別想了。一個被證明有效減緩夜間憂慮和焦慮的方式是寫下明日的待辦事項。這能讓你覺得生活很有條理並在掌握之中，讓自己安心入睡。

• 將房間打造成小洞穴

臥室應該要涼爽、安靜和昏暗。深沉睡眠的理想溫度應該是攝氏十六到二十一度。如果房間溫度比這個高或低，或是棉被太厚或太薄，你有可能一整晚翻來覆去，無法一夜好眠。晚上有燈光也可能擾亂人體分泌褪黑激素，也是身體自行製造最強大的抗癌荷爾蒙。

幫助睡眠的裝置

- **抗藍光眼鏡**——抗藍光眼鏡或許會是讓健康控看起來宅味十足的配備。這些附著橘色鏡片的眼鏡能濾掉LED燈、螢光燈和電視螢幕與電子產品的藍光。我經常在晚上配戴。
- **白噪音機**——白噪音機發生的白噪音能阻隔外界和夜間擾人清夢的噪音，幫你保持沉睡。市面上也有白噪音的智慧手機應用程式。
- **睡眠音樂**——白噪音的另一個選擇就是播放祥和的無歌詞音樂，以特定的頻率播放能與身體產生共鳴、提升修復力。
- **空氣清淨機**——既然你每天待在房間的時間高達七至十個小時，在房間吸入新鮮、乾淨的空氣至關重要。空氣清淨機能減少跟移除污染物和過敏原，例如花粉、寵物皮屑、塵蟎、煙霧、化學氣體、細菌和黴菌。有些空氣清淨機配有聲音的風扇，能作為白噪音機之用。
- **接地墊**——就像走在草地上，使用接地墊能讓身體接觸地上自由移動的負離子，我習慣在我工作的鍵盤下放置一個接地墊，也睡在接地墊上。
- **日出自然喚醒燈**——不像把人從睡夢中嚇醒的裝置，例如刺耳的鬧鐘或分貝極高的收音機，日出自然喚醒燈會在數十分鐘的時間裡從微光逐漸轉變成明亮黃色日光，遵循人體生理時鐘，自然喚醒沉睡的人。

- **有機床墊**——多數商業床墊由合成纖維製成，並以阻燃劑處理過，整晚睡覺時你就會吸入阻燃劑釋放的化學氣體。有機床墊可能是一筆需要儲蓄的巨大投資，但是絕對值回票價。我跟老婆選擇的是有機發泡乳膠床墊。
- **眼罩和耳塞**——如果你無法讓房間很昏暗或是常常旅遊，不妨使用耳塞或眼罩來提升睡眠品質。

如果想知道我在房間使用哪些最新助眠產品，請造訪 www.chrisbeatcancer.com/sleep

休息日

休息最後的關鍵是在一週裡挪出完整一天來休息。休息日或許在一個講求產能和成就的文化裡顯得格外矛盾，但是這能一路追溯至聖經《創世記》的教條，而且還列入十誡之中：「當記念安息日，守為聖日。六日要勞碌作你一切的工，但第七日是向耶和華──你神當守的安息日。這一日你和你的兒女、僕婢、牲畜，並你城裡寄居的客旅，無論何工都不可作；因為六日之內，耶和華造天、地、海，和其中的萬物，第七日便安息，所以耶和華賜福與安息日，定為聖日。」（出埃及記第二十章第八節）

在日本競爭激烈的企業文化裡，員工每週自願工作六十至一百個小時，有時候還好幾個月完全不休假。這個問題已經發展成一種病態現象，也就是過勞死。過度工作造成的壓力會引起心臟病、中風和憂鬱症自殺。

那麼休息日究竟應該是什麼樣子呢？這是指一個禮拜裡有一天完全不做任何體力或腦力活，也不用其他人來替你工作。在一週一次的休息日，我家通常是去教會，與朋友或家人共進午餐，然後睡個午覺、享受剩下的一天，頂多再看個書、看電影、跟小朋友玩遊戲、與岳父岳母吃晚餐等。

什麼都不做、耍廢的一天可能對工作狂或追求產值的人來說有困難。但是你的身心需要休息，不要想著工作，不要談論工作的事情，也不要查看信箱，斷絕任何跟工作相關的上網。試著保持平靜。在休息日所耗費的體能越少，得到的好處越多。強迫自己一週休息一天不只對維持健康來說很重要，也是恢復健康的必要方法。

有助抗癌的運動和休息原則

- 一週進行六次有氧運動，每天三十至六十分鐘（走路也算）。
- 選擇在戶外運動，呼吸新鮮空氣和曬太陽。
- 一週至少六次，每天至少進行一次爆汗活動。
- 每天曬幾分鐘太陽。
- 每天打赤腳走幾分鐘。
- 每週至少一次森林浴。
- 比平時將車子停在更遠的地方，走樓梯代替搭電梯。
- 每小時站起來、在辦公室繞一圈、動動身體。
- 考慮購入一台書桌跑步機。
- 將進食時間限縮在十一個小時內。
- 太陽下山後幾小時後上床睡覺。
- 讓房間保持涼爽、安靜、昏暗。

- 購買能幫助運動習慣和睡眠品質的道具和裝置。
- 一週至少休息一天。

第九章　面對壓力和負面情緒

擔憂是想像力的濫用。
——丹・扎德拉

憂慮絕不會化解明天的不幸，只會奪走今天的快樂。——李奧・巴斯卡力

從我大學畢業的那刻起，我就開始準備婚禮。我把婚禮日期訂在六個月後，因此我急需找到一份體面的工作。如同我一開始提到的，基於我的業務經驗和商業背景，還有招聘人員把該行講得多麼「錢途」無量，我選擇了一間財務管理公司。我以理財規劃入門，販售人身保險和年金，最終立志成為有證照的投資經紀人。我的工作沒有底薪，只有抽成跟每週的小抽獎活動，而我對於開發新客戶和是否能拉到一定量的生意、保住工作，感到有很大的壓力。

隔年我開始購入出租房產，學習如何整修、出租房子，以及如何管理房客。比起保險業，我在房地產事業如魚得水多了，但是我依然感到壓力倍增。那是我

人生中最賣命、工時也最長的時候。我蠟燭兩頭燒，每天靠著腎上腺素、高糖、高油的垃圾食物和咖啡因過活，無暇顧及身體。再隔一年，我的腹痛開始發作，十二月確診大腸癌。

壓力會讓人生病，甚至致人於死。

這些年來，我採訪過許多罹患癌症的人，而他們的共通點就是壓力。只要人面對有威脅的事物，就會自動觸發人體神奇的生存機制模式，也就是「戰鬥或逃跑反應」。任何時候你發現自己身處險境或危及生命的情況時，例如坐雲霄飛車、看恐怖片或被槍抵住頭時，你的身體就會自動進入「戰或逃」的生存模式。

眼前突然出現一隻猛虎時，人的第一個反應是感到危險，伴隨「我要變成老虎大餐了」的念頭，而這個想法會觸發恐懼的情緒。這樣的情緒會觸發生理反應，釋放壓力荷爾蒙（腎上腺素和皮質醇）。簡單來說，這些荷爾蒙將所有可用的能源導引至肌肉和能幫助人生存的大腦部位。腎上腺素能給你力氣和能量，皮質醇提升血糖水平，讓你能更專注，有爆發力，能跑更快、更遠或有額外力量戰鬥。

如果老虎追你，而你設法逃脫了，你的身體就會從「戰或逃」的生存模式切回一般正常的狀態。一旦威脅解除，身體會停止釋放壓力荷爾蒙，恐懼感消退，身體和精神開始放鬆，其他「暫停」的身體功能像消化系統和免疫系統也會恢復運作。

你有曾經氣到無法正常思考的經驗嗎？或是坐下來考試卻腦筋一片空白？或是聽過有人歷經創傷事件後無法想起發生什麼事？這都是因為壓力荷爾蒙。壓力荷爾蒙暫時關閉免疫系統、消化系統、生殖系統和部分大腦的原因很簡單：節省能量。大腦使用大概兩成的身體能量，消化系統使用一成五的能量（這也是為何吃大餐會令人昏昏欲睡，因為耗費很多能量）。人的身體機制會在面臨威脅之際時，將能量用在刀口上，也就是肌肉。

壓力造成的荷爾蒙釋放會在適當的場合裡能救你一命。在面臨生存危機時能幫助你躲過壞人、倉皇逃跑，或甚至以英雄之姿將汽車從某人身上搬開。這種壓力稱為急性壓力，一種集中於短時間的急性壓力。不過短期的急性壓力事件對於生活在現今世界的人們是少之又少，多數人的問題是長期壓力。

揮之不去的老虎

長期壓力是日常生活中長期累積下來的擔憂、恐懼、責任和衝突。那就像一隻你無法擺脫的老虎，總是亦步亦趨跟在你身後、如影隨形。你必須不停逃跑，無法休憩，每天醒來直到睡覺都要與老虎周旋，有時還會讓你從半夜睡眠中醒來。

我們在現代世界中總是面臨極大的壓力，各種壓力排山倒海而來，例如充斥負面消息的媒體、財務壓力、家人需求和問題、有毒關係、社交壓力、工作要求，還有像自殘、睡眠不足等不良生活習慣、各種刺激物，以及過度運動等等。

壓力從腦中開始，體現在身體上。慢性壓力會讓腎上腺素和皮質醇升高，讓人經常維持在戰或逃的狀態，長時間下來引發各種問題，例如腎上腺耗盡引起的慢性疲勞、憂鬱、緊張、高血壓、身體消化和吸收營養的能力下降、各種消化問題如胃潰傷、克隆氏症與結腸炎、荷爾蒙失衡、男性睪固酮濃度跟精蟲數量下滑、女性經期不順與不孕，以及還有最重要的抑制免疫系統，使得罹患像癌症等慢性疾病的機會提高。簡言之，壓力荷爾蒙上升的同時就會導致免疫力下降。

皮質醇會提升血糖濃度，但是之後會引起想吃甜食的衝動以補足葡萄糖庫存。這會讓人有暴飲暴食的衝動，而且通常都是不健康的高糖垃圾食物，例如披薩、義大利麵、冰淇淋、糖果、點心和含糖飲料。血糖如果沒被肌肉活動消耗掉而長時間處於高血糖的狀態，則會促進發炎反應和誘發癌症生長。

壓力也會干擾大腦功能。人在面對壓力時，部分的大腦會暫停運作（也就是讓人理性思考的部分），而腦幹成為主要指揮者。「爬蟲類腦」（reptilian brain）掌管人的生存直覺反應，例如憤怒、侵略性的行為、恐懼、復仇、派系意識、領域性的行為和生殖衝動。爬蟲類腦與原始、衝動、不理性的情感有關，這也是為何處於恐懼、擔憂、焦慮、憤怒和性興奮狀態下的人常會做出魯莽、不理性的爛決定。人在盛怒之下是真的會失去理智。

二〇一三年，研究人員發現，抗癌症藥物在倍感壓力的老鼠身上效果不彰，因為腎上腺素會關閉讓癌細胞凋亡的機制。研究人員接著在老鼠身上施加乙型阻斷劑來抑制腎上腺素生成，讓心跳慢下來，調降血壓和修復免疫系統。腎上腺素遭到抑制後，老鼠即便在壓力下，腫瘤也沒有持續增大。[1]另一個研究發現，老鼠在壓力下，癌症的生長速度是一般的六倍。[2]根據研究作者和癌症生物學家艾瑞卡．史隆（Erica Sloan），「壓力會對體內的癌症釋放一種訊息，讓腫瘤細胞從原本的腫瘤跑出來、擴散到身體各處。」[3]

壓力也對人類癌症有一樣的效果。壓力會觸發免疫系統中的 ATF3 基因，讓免疫細胞無法正常運作、幫助癌細胞擴散。體內免疫細胞如果有觸發 ATF3 基因的乳癌病患和老鼠，比起沒有觸發基因的病患和同類有較高的死亡率。化療、放射線和不良飲食習慣也可能成為觸發這個促癌基因的因子。[4]

每位我遇過的癌症病患都曾在人生中除了癌症外面臨重大的慢性壓力，無一例外。而且在多數案例中，壓力來源不只一個，是持續好幾年、多重的壓力來源。多數人可能遊走在罹病的邊緣，一旦一個重大壓力降臨，我們就會墜入深淵、誘發體內癌症生成。原因可能是摯親死亡或有殘疾、背叛、離婚或慘烈分手、失業、羞辱、受傷和騷擾，就連搬家、結婚和懷孕都有可能成為最後一根稻草。許多我採訪過的病患都能確切說出確診前五年所發生的創傷性事件，而確診癌症當然只是讓事情雪上加霜。確診癌症或癌症復發是壓力引爆點，確診後的恐懼和擔憂會抑制免疫系統、加快癌症成長和擴散。這也是為何找出和清除生活中的壓力來源是如此重要。

壓力掃出門

減輕壓力的第一步就是停止擔憂。擔憂是個能戒掉的壞習慣，停止擔憂自己的健康、他人、經濟、國家、未來或是自己無法掌控的事件。擔憂就是讓自己活在恐懼中。

身為一名基督徒，我是向聖經尋求解答。耶穌、保羅和彼得的話語讓我思路清晰，讓我平靜，以及知道如何克服恐懼、焦慮和擔憂。耶穌曾說：「所以我告訴你們，不要為生命憂慮吃什麼喝什麼，為身體憂慮穿什麼……你們要先求他的國和他的義，這些東西都要加給你們了。所以，不要為明天憂慮，因為明天自有明天的憂慮。一天的難處一天當就夠了。」（《馬太福音》第六章二十五節至三十四節）

保羅曾說：「應當一無掛慮，只要凡事藉著禱告、祈求和感謝，將你們所要的告訴神。神所賜出人意外的平安，必在基督耶穌裡保守你們的心懷意念。」（《腓立比書》第四章六至七節）

彼得曾說：「所以，你們要自卑，服在神大能的手下，到了時候他必叫你們升高。你們要將一切的憂慮卸給神，因為他顧念你們。（《彼得前書》第五章六節至七節）

擔憂跟懷疑是信仰的反面，我發現信仰的意義在於相信上帝能引導我、保護我以及賜給我和家人恩典，還有治癒我。完全相信祂也同時代表拋開恐懼，選擇相信而不懷疑。我的日常習慣是，每次覺得擔憂或恐懼時，我就這麼禱告：親愛的主耶穌，我不會害怕，我將恐懼交託給祢。親愛的耶穌，我將勞苦重擔放在祢腳邊，我願將生命、健康、家人、財務和未來交在祢的手中。我全心相信祢。謝謝祢引領我走上治癒的道路、賜予我一切需求，解決我所有難題。阿們。

翻轉人生問題的解決方法

《怦然心動的人生整理魔法》是「日本整理教主」近藤麻理惠出版的關於居家斷捨離的暢銷書，如果你是少數還未看過這本書的人，書中的原則很簡單。把每個擁有的東西拿起來，問自己該樣物品是否會帶來快樂。如果答案是否定，就丟掉它。這個方法主要是讓你有系統性地衡量每個自己擁有的東西。同樣的邏輯，你也必須將注意力放在找出和解決造成壓力而自己卻遲遲不願面對的問題。

許多問題一直持續跟著我們，因為我們不停拖延、不願面對。我們逃避、無視、拖延，甚至否定問題存在。有些問題和壓力來源或許會自行解決，但是其他則需要付諸行動才能獲得改善。每個人都有自己必須面對解決的問題。現在就是你直接面對、採取行動、解決問題的時刻。而在壓力和焦慮消失的過程中，你會覺得如釋重負。

你可以做一個有兩項欄位的表格，一邊寫上「問題」，另一邊寫上「解決方法」。在左邊的欄位中，寫下問題和各種壓力來源。問自己擔憂什麼、什麼事情導致壓力、誰在施加壓力？寫好後檢視每個壓力來源，接著問自己要怎麼做才能從人生中移除這些壓力。把問題解答寫在右邊的欄位。這個練習能讓大腦發揮創造力與解決問題的能力。多數問題都有單純的解方，不見得簡單，但是有單純的解法。例如假設你的問題是對前任心有不滿，那麼解方就是原諒。如果你正身陷對方施虐的關係，解決之道就是馬上抽身，尋求幫助和選擇原諒。

找出欄位上主要的壓力來源並加以解決。大膽應對重大困難能讓你在減緩壓力上帶來巨大效果。慢性壓力不只會讓人生病，也會讓人持續生病。這也是為什麼盡快移除生活中的壓力和負能量是如此重要。如果你的壓力來源是家人或朋友，請告訴他們你暫時需要一點空間或距離。如果你正在治療癌症或任何其他慢性疾病，這時候任性自私一點並無大礙。你必須先照顧好自己，才能照顧別人。最後請了解，有些問題的掌控權不在你的手中，也沒辦法由你解決。這些就是交付上帝的問題。

排除壓力步驟一二三

- 找出生活中的壓力來源。
- 列出移除生活壓力的待辦事項。
- 積極展開行動，減少壓力和解決問題。
- 停止無謂的擔憂，將恐懼和憂慮每天交給神，相信祂能為你做最好安排。
- 閱讀卡內基寫的《人性的弱點》一書。
- 開懷大笑吧！一小時的單口喜劇能強化免疫系統達十二小時。[5]
- 盡情歡唱吧！唱一小時的歌能減少壓力荷爾蒙和提升免疫系統。[6]

第十章　內在心靈的療癒

不要自以為有智慧，要敬畏耶和華，遠離惡事。這便醫治你的肚臍，滋潤你的百骨。

——《箴言》第三章七節至八節

罹癌逼迫我在信仰上踏出很大的一步，並以前所未有的虔誠程度相信神。我的人生中從沒體驗過這種危機，也從未感受過命懸一線、必須拚死一搏的窘境。我從沒歷經過人生不在掌握中的感受。癌症威脅著要提早結束我的生命時，我就知道自己需要來自上帝的幫忙。我跟上帝的關係和信仰是我抗癌旅程中很重要的一部分。我在基督教的家中長大，從小就認識耶穌基督，然而長大後我看不慣教會的一些作法，也藉此成為我叛逆的藉口。我開始親近一些同樣叛逆的不良少年，十六歲時，我跟上帝幾乎形同陌路。

二十一歲時，在我工作、上大學的過程中，我因為感到空虛便決定重拾信仰，將上帝擺在我生命中最重要的位置。我加入一個當地的教會、開始參加查經班、退修會，信仰也日益堅定。五年後我確診大腸癌，米卡和我剛慶祝我們結婚兩周年，而我每週日還在教會的敬拜禱告中表演。在聽到癌症後，各種震驚、恐懼、焦慮、迷惘和挫折等負面情緒交織下，我記得聖經的《羅馬書》第八章二十八節裡的一段話：我們曉得萬事都互相效力，叫愛神的人得益處，就是按祂旨意被召的人。

癌症並非好事。我不認為這是意外收穫或上帝的祝福，罹癌大概是我人生中目前遇過最糟糕的慘事。但是我選擇相信上帝會把這個厄運化為對我有利的恩典。我在萬分恐懼中下了決定，我相信「好的，上帝，我不了解這件事發生的原因，但是我相信祢會化惡為善。」在我閱讀聖經，尋求鼓勵的時候，我翻到了《詩篇》三十四篇。我確診罹癌後的第一個星期天，我跟老婆一起在教會的弟兄姊妹面前，宣布這個噩耗。「大家好，我被醫生診斷出大腸癌，但是我相信《詩篇》三十四篇十九節的這段話：義人多有苦難，但耶和華救他脫離這一切。」我說：「這是給我的一段話，上帝會拯救我脫離這一切。」

術後我向上帝禱告：「親愛的主，如果有化療以外的治療方法，請給我一個徵兆吧。」兩天後我收到《通往終極健康的上帝之道》（God 's Way to Ultimate

Health），我因這本書瞭解到，在禱告和尋求治癒的同時，卻依然故我、繼續做傷害健康的事並不合理。我知道在治癒的過程中，自己必須採取行動，改變作息、重建身體健康，而唯有如此才能擺脫病痛折磨。

聖經裡記載著一個感人的故事：有一個婦人患了十二年的「血漏」病，因為這個理由，她在猶太教義裡被認為不潔，因此以賤民身分離群索居了十二年。《馬可福音》第五章第二十六節寫道：「她在許多醫生手裡受了很多苦，花盡了她所有的一切，沒有任何效果，反而倒變得更嚴重了。」。她聽說了耶穌的事，就夾在人群中，從後面摸了一下耶穌的衣服，原來她想：「只要我摸到他的衣服，就會得救治。」立刻，她的血漏就止住了，她也感覺到自己身體從病痛中痊癒了。耶穌自己立刻覺得有能力從祂裡面出去，就轉過身來對群眾說：「誰摸了我的衣服？」他的門徒們對他說：「你看這群人擁擠著你，你還問『誰摸了我』嗎？」可是耶穌環視周圍，要知道是誰做了這事。那婦人知道發生在自己身上的事，就懼怕起來，戰戰兢兢地上前俯伏在耶穌面前，把真實情況全說了。耶穌對她說：「女兒，你的信救了你，平平安安地回去吧。你的災病痊癒了。」（《馬可福音》第五章三十四節、《路加福音》第八章四十八節、《馬太福音》第九章二十二節。）

多年前我在一場座談會上遇見一名女性，她說：「我確診癌症，而在我信仰的人生裡，我成了那名渴望摸到耶穌襟袍的女子，而上帝真的治癒了我。」她奇蹟似痊癒了，癌症消失無蹤。她告訴我這個故事時我難掩激動，因為我知道她經歷了什麼，我也曾經像她一樣面對相同的處境——雙腳跪地、渴望上帝的觸摸。是的，我徹底改變了我整個人生。我為自己的健康、飲食、生活習慣和環境負起全責，但是所有事情到頭來，我仰賴上帝指引我、治療我。

信念的力量

人的想法和信念能創造現實和左右未來。你怎麼想就會影響你成為什麼樣的人。雖然這個概念聽起來有點老掉牙，而且還以不同名字包裝出現過，不論是正向思考的力量、吸引力法則，抑或是「秘密」，它是亙古不變的真理。

人的思想、信念和期待比自己以為的力量還要強大。不管療程種類，相信療程效果的病人有較高機率康復，也最有機會逆轉病情，而不相信療程的病人通常病情只會持續惡化。當人們開始抱持正面思想、想像自己未來模樣時，就會有不可思議的事情發生。這過程始於腦裡，接著化為身體的力量。在我早期的抗癌過程中，我認為自己沒什麼可以失去的東西，但是我很快改變這個想法，開始想成是我要康復、我要恢復健康、重獲幸福。

安慰劑效應是個常見的醫療現象。各種實驗和臨床試驗結果顯示，人們吞了偽藥（安慰劑）、卻相信那是真藥後，他們會感受到該藥物給人的主觀感受和生理效果。[1]

在每個藥物測試過程中，有些病人服用的是糖製成的假藥而非真正藥物，卻因為心理上的相信而獲得療效。許多案例也顯示，歷經假手術卻信以為真的病患病情有好轉的跡象。一個系統性的實驗發現，在五十三個安慰劑控制組的手術，在高達百分之五十一的試驗中，假手術組中可計量的好處與手術組並無二致。其他百分之四十九的安慰劑試驗中則顯示，真手術比假手術帶來更多好處，但是差別非常微小。[2]

另一項性質完全相反的效應亦同時存在，它被稱做反安慰劑效應（nocebo effect）。部分病人期待療程或藥品帶給他們傷害或負面副作用時，就算他們服用的是安慰劑，最終都會發生負面副作用。因此，基於這些心理效應，相信化療會治好他們的病患會因安慰劑效應最終獲得病情舒緩，而相信化療不但不能治癒反而會加重病情的病患則讓化療的副作用相對加乘。人們的態度、期待和信念可能比藥物或手術更強大，這也是為何正向思考如此重要的原因。

別小看正向思考與自我肯定的習慣，那能為你的人生帶來重大轉折與轉變。如果你能保持每天鼓勵自己、正向思考、以正面角度看待自己的習慣，你可能會很驚訝這個習慣可以讓自己感受多麼良好。

沒有人比你自己更常跟自己對話。與其仰賴其他人或有或無的鼓勵，還不如從自我鼓勵開始，而且將這個習慣套用在生活各個層面。跟自己說「我很聰明、我很強大、我是勇者、許多人愛我，我也值得被愛。我受到祝福，我很有魅力。我很成功，這裡有我的容身處，我是非常有價值的人。我痊癒了，我很健康，我很幸福……而且大家都愛我。」停止批判自己，轉而鼓勵自己。跟身體對話、器官對話，告訴它們盡快修復、恢復健康。

請選擇愛你自己。聖經中關於治療最有名的經文段落莫過於《以賽亞書》第五十三章第五節，先知以賽亞預言彌賽亞耶穌：「哪知他為我們的過犯受害，為我們的罪孽壓傷。因他受的刑罰，我們得平安；因他受的鞭傷，我們得醫治。」

我無時無刻地想著這段經文，不停大聲地對著自己的身體朗誦。我會說：「因您的鞭傷，我得到醫治、我很健康、我很幸福，以耶穌之名。」我付出我的信念並堅信耶穌在十字架為人類完成的救贖工作，對著自己的身體複誦著恢復健康、復原。

面對疑慮

在《約翰福音》裡，耶穌說「你們奉我的名無論求什麼，我將行這事，好使父藉著子得榮耀。如果你們奉我的名向我求什麼，我將成就。」這也是我都以耶穌之名禱告、尋求治癒的原因。「親愛的天父，我以耶穌之名尋求治癒，而我相信您將行這事，因為您曾說奉您的名向您求什麼，您將成就。我選擇相信您，也只相信您，毫無疑慮。」

疑慮可能會出現在腦海中，但是疑慮只是個想法，而人都能改變想法。信仰則是個選擇，是自律和習慣。每個人的信仰都需要受到考驗，而我也還在磨練自己。當腦中開始出現質疑的聲音時，我只告訴自己，不，我不會動搖，我要堅信到底。

我面對恐懼和質疑時，我總是在耳機或車裡播放禱告音樂，跟著一起唱，激動時哽咽、讓情緒宣洩出來。我在靈性的旅程中發現，禱告的行為、將注意力放在上帝而非個人問題，鼓舞了我、強化自己的信仰，也讓我成為恐懼和質疑的絕緣體。

信仰vs.恐懼

在我們的文化裡，雖然我們習慣將信任、希望和期待交付給醫生，但是我想要鼓勵各位將信任、希望和期待先交付給神。

你的決定必須建立在信仰上而非恐懼上。不要讓恐懼成為你做任何事的動力，因為建立在恐懼上的決定通常是非理性、不明智、充滿情緒的行為，而且恐懼之下做的決策通常都是錯誤決定。

除了問神「告訴我該怎麼做」以外，也問神「告訴我該如何改變」。如果你向神發問，祂會給你解答。你的腦中會出現你知道錯誤、急需修正的事物。向神禱告後專心聆聽吧，接著採取行動、做出改變吧。

為何偏偏是我？

許多癌症病患，即使有信仰的人都會問：「為何神讓這種事情發生在我身上？」

我確診的時候，完全無法克制自己認為這太不公平了。這世界上有強盜、強暴犯、殺人魔和各種作惡多端的人，為何癌症沒有找上他們，而是我？他們得癌症罪有應得，我是好人，不該得到癌症吧。我每週日還在教會敬拜表演！我沒有騙人、詐欺或是偷別人的東西。我過去五年都把神擺在我生命中的第一順位，而我現在得了癌症？不合理吧。

我知道人生本來就不公平，但是二十六歲罹癌實在說不過去。人生中總是有人說「不管發生麼事，神都有最好的安排」。如果照他們說的，這不就代表我罹癌是神的旨意，這跟我認知的神不一樣，而我也不喜歡這個說法。因此與其接受這個信念，我決定自己爬梳經文，找出我生病是否為神的旨意，還是祂希望我重獲健康。而我在過程中重新點燃了信仰火苗，重拾恢復健康的希望。

《詩篇》一百〇三篇說：「我的心哪，你要稱頌耶和華；凡在我裡面的，也要稱頌祂的聖名！我的心哪，你要稱頌耶和華，不可忘記祂的一切恩惠。祂赦免你的一切罪孽，醫治你的一切疾病。祂救贖你的命脫離死亡，以仁愛和慈悲為你的冠冕。祂用美物使你所願的得以知足，以致你如鷹返老還童。」

我在聖經裡找到許多關於健康和治癒的承諾。我用全新角度觀看耶穌的人生和教義時，我發現耶穌不只是一名導師，還是醫者。

耶穌花了許多時間跟窮苦的人與社會邊緣人在一起，祂教導他們關於神的國度以及是非對錯，還有透過行動展露神愛世人的真諦。祂無數次施展神蹟、治癒病人。耶穌用濟弱扶傾的行動和在十字架上受難、贖盡世人罪孽來彰顯神對世人的愛。以下是耶穌治好病人的幾個例子，記載於《馬太福音》，而這些例子也重新點燃了我的信仰。

——到了傍晚，人們把許多有鬼魔附身的人帶到耶穌那裡。耶穌話語一出就把那些邪靈都趕了出去，並且使所有患病的人痊癒了。（《馬太福音》第八章第十六節）

——有一個人枯乾了一隻手。有人問耶穌說：「安息日治病可以不可以？」意思是要控告他。耶穌說：「你們中間誰有一隻羊當安息日掉在坑裡，不把牠抓住拉上來呢？人比羊何等貴重呢！所以，在安息日做善事是可以的。」於是對那人說：「伸出手來！」他把手一伸，手就復了原，和那隻手一樣。法利賽人出去，商議怎樣可以除滅耶穌。耶穌知道了，就離開那裡。有許多人跟著他，他把其中有病的人都治好了，又囑咐他們不要給他傳名。（《馬太福音》第十二章第十到十六節）——耶穌下了船，看見一大群人，就對他們動了憐憫之心，使其中

的病人痊癒。（《馬太福音》第十四章十四節）

——有一大群人來到他面前，帶著瘸腿的、瞎眼的、殘疾的、聾啞的還有許多其他人，把他們放在耶穌腳前；耶穌就使他們痊癒了。（《馬太福音》第十五章三十節）

治療內心

不甘、怨恨和不原諒是三個最具破壞性的情緒狀態，而且會從裡而外腐蝕你的內心，摧毀健康。現在是時候開啟你好人模式，開始原諒任何曾經傷害過你的人。

進入平靜的禱告狀態後閉上眼睛。接著找尋記憶中所有傷害過你的人，按照時間排列，盡可能回到最早的時候，回溯至童年時光。親戚、朋友、同學、陌生人、同事等等。

就算童年中看似無關緊要卻造成重大情緒創傷的事件也需要被治癒。如果你還能記得傷害，那麼這個創傷可能至今還影響著你。如果記憶觸發一種情緒，這可能意味著你需要試著去原諒。花點時間去想起每個曾經傷害過你的人，並原諒他們。重新回想起自己受傷害的過去不是多數人會做或想做的事。我知道這很艱難，但是個至關重要的步驟。不要跳過這一段。你最不想做的事通常是你最需要做的事。不甘的情緒很可能成為治癒的枷鎖。你或許能徹底改變飲食、生活習慣、進行療程，但是如果你不原諒曾經傷害過你的人，放下對他們怨恨和不滿的情緒的話，你可能身體不會好轉。唯有拋下過去、選擇原諒，神才會治癒你的內心、改變你。你禱告原諒他人時，別只是內心默想，請大聲說出來，用嘴巴說出來，因為言語擁有強大力量。當你想著每個曾經傷害你的人時，請這樣禱告：「上帝，祢知道他們做了什麼，祢了解我的感受。他們傷害了我，但是從現在開此，我選擇原諒他們，我要放下對他們的怨恨，將它們交給你。我不要繼續背負這個憤怒和怨懟。我將它們放在祢的腳邊，全交給祢。謝謝祢原諒我，治癒我的內心、修復身體。而我也以耶穌之名，希望祢寬恕他們、祝福他們。阿們。」

愛他們？祝福他們？為他們禱告？對於任何傷害過我的人，為他們做這些事絕對是千萬個不願意。有人冒犯我，我想要討回公道、展開報復，這才是人性。但是請記得種什麼因，得什麼果。一旦你在地上種下一顆種子，你將培植一棵擁有上百或上千個種子的植物。種下不好種子的人會為自己開啟一系列的災難，比自己種的因多出數倍的災厄。

知道人最終會惡有惡報是個令人放寬心的想法。這能讓人更容易放下怨恨。而在那之前，我只是遵照耶穌指示，請求上帝寬恕傷害過我的人，並祝福他們。耶穌在教導的過程中強調寬恕的重要性，當他教導門徒如何禱告時，祂說「願祢饒恕我們的虧欠，如同我們也饒恕了虧欠我們的人。」即使禱告時心中充滿不認同或是無法誠心誠意也沒關係，你只需要朝著寬恕他人的方向就可以了。

寬恕不是一種感覺

饒恕是一種抉擇。儘管百般不願，你還是要選擇原諒。你不能等到他們有歉意、道歉後才原諒他們。不行，這樣行不通。因為有些人永遠不會說抱歉，也不會道歉。寬恕不是為了他們，而是為了你自己。

寬恕不是一次性的行為，而是終生的決定。這是選擇不再怨恨他人。寬恕是透過展現愛來永遠放下執著與怨恨。如果你決定吃一週的健康飲食，之後就故態復萌，開始吃起垃圾食物，你覺得自己能受益多少？寬恕是一樣的道理，唯有持之以恆才有效果。

有些記憶在你選擇原諒後可能還是會帶給你傷悲和痛苦，如果這樣的事情發生，你必須提醒自己已經選擇寬恕，並一直秉持這個決定。解開內心的陳年心結和情緒，持續交給神，而我向你保證有一天，寬恕就能在你心中圓滿實現。你會以新的角度看待傷痕，而苦痛將已不在。繼續往前走，並下定決心快速原諒別人的虧欠吧。

尋求他人寬恕

下一個步驟是向你傷害過的人尋求寬恕。這時候是你打出癌症牌的時候。你的對話可能如以下：「嗨，約翰，我是克里斯……不知道你聽說了沒，我最近被診斷出罹患癌症……這讓我覺得有需要把事情處理好……我打來是為了想要在〔置入冒犯原因〕事情上向你陪不是。錯的人是我，我真的很抱歉，我也想問問有沒有什麼我能補償你的……」

有些人可能會大方地原諒你，有些人可能不會，還可能把你罵得狗血淋頭。不過或許你也真的活該被罵。如果發生後者的情況，不要替自己辯護，不要回嘴，更不要替自己的行為辯駁，或說他們也有錯。讓他們說他們想說的話就好。最重要的是你放下身段、承認自己的過錯、尋求寬恕，然後以優雅的姿勢退出對話。這是修復破損關係重要的第一步。

神願意饒恕你

對於過去犯錯的罪惡感和羞愧可能會導致憂鬱症與自我厭惡，讓人抑鬱和生病。如果你曾欺騙過他人、偷竊東西或背叛他人的信任、利用和傷害他人，你或許能將這些記憶束之高閣，暫時忘記，卻永遠無法擺脫它們。未妥善處理好的精神和情緒問題會留在你的潛意識，提升你的焦慮感和不快樂，還可能導致自我毀滅的行為和藥物濫用。

你誕生時，內心純潔又純真，就像一杯純水。第一個罪孽、第一次撒謊就像在純水裡加入一滴污水，一滴就讓純水成為混濁、不能再飲用的污水。現在想像你曾經想過或做過的每件壞事又變成杯裡的一滴污水，或是你心靈上的一個黑點。我們都曾做過令自己羞愧的事，污染、腐蝕我們心靈的事，而我們需要的就是寬恕。

罪惡讓我們遠離神，但是耶穌基督在十字架上為我們洗清罪惡，建立起人類與神的橋樑。神寬恕人類時讓罪惡一筆勾銷，罪人的鐵石心腸也頓時重獲新生。而這最美麗的設計在於你只需要向神開口禱告。神對世人的愛足以讓祂赦免過去，包容寬恕你的罪惡。知道神愛你，願意坦然饒恕你，這就讓我們能原諒自己、放下罪惡感和羞恥的過去。

無罪的耶穌死於十字架上，最後說的話是「父啊，原諒他們，因為他們不知道自己在做什麼。」如果耶穌能在垂死之際原諒那些居心叵測、設計陷害祂、鞭笞祂、凌辱祂、朝祂吐口水並將祂釘在十字架上的人，你一定也能原諒在你生命中傷害過你的人。在我找尋答案的過程中，所有的道路最終都指向同一個地方。究竟我罹癌是神的旨意，還是我的生活習慣所致，那一點都不重要，因為我能做的只有一件事——舉手投降。我放下陳見投降後，我生命中最甜蜜、也最堅強的時刻降臨了。神讓我在人生的暴風中依然保持平靜，協助我度過難關。我不會視癌症為祝福或好運，而是神用來賜福我的人生、讓我受益的安排。

敢於開口

如果你不認識神，也不確定神是否存在，你只需要敞開心胸、勇於開口就可以了。獨自一人時請安靜地說：「好的，神，我準備好了，我願意敞開心房，願意相信。請向我顯現，我想認識祢。」我堅信如果持續這樣禱告，神終究會顯現並與你對話。你的生命中也會充滿驚奇、不可思議的奇異事件。你只需要放低身段、儘管開口。「你們祈求，就給你們；尋找，就尋見；叩門，就給你們開門。因為凡祈求的，就得着；尋找的，就尋見；叩門的，就給他開門。」（馬太福音第七章七節）。

採取靈性治療的行動

- 用信仰代替恐懼和質疑
- 將內心恐懼、憂愁和焦慮交給神，相信祂會帶領你
- 打住自己的負面想法，選擇正向思考
- 相信雨過天晴、樂觀面對每種狀況
- 每天鼓勵自己
- 想像自己每天都很好
- 對身體訴說生命和健康
- 原諒每位曾經傷害過你的人

- 向你曾經傷害過的對象尋求原諒
- 從今以後寬以待人
- 與神重修舊好。投降吧。伸出手，向祂尋求寬恕、幫助和治癒
- 請神給你暗示，讓你知道自己需要做的改變或行動

（以下第十一至十四章僅為本書作者對美國醫藥界的論述與觀點，與台灣本地相關體系無關，亦不代表出版社立場）

第十一章 醫生聖旨

西方醫學最著名的格言 primum non nocere（拉丁語），意思是不論在什麼情況，醫生的首要考量是切勿傷害病人。這項基本原則能一路追溯到希臘時期的現代醫學之父希波克拉底斯。《希波克拉底斯全集》的〈病患訪視錄〉裡有一句話：醫生面對疾病必須秉持兩大原則，一是治療，二是不傷害病人。如果治療方法可能比原本疾病對病患造成更大的苦難，那麼與其冒著傷害病人的風險，還不如什麼都不做。

多數人或許認為醫生推薦的方法就是最佳的治療方式，但是疾病治療（非根治）是每年價值上兆元的產業。疾病治療為醫生和藥廠帶來收入，醫療業必須仰賴源源不絕的病人才得以生存。我的意思並非醫師希望或故意讓民眾生病，而是醫療業能從病患身上得到好處。

你能想像病人被醫生刻意誤診為癌症，接受多次化療折磨嗎？這是密西根無良醫師法瑞德．法塔（Farid Fata）的病患的慘痛遭遇。法塔享有死亡醫師的「美名」，是美國史上最大醫療詐騙案的主謀。在整整六年期間，他刻意誇大病人癌症病情或將健康的病人「誤診」為癌症，讓他們接受過度或沒必要的化療，受害者高達五百五十三人。他向聯邦醫療保險詐取三千四百萬美元，還參與洗錢和收取回扣等不法行為。法塔於二〇一三年被舉發，認罪後被判處四十五年有期徒刑。東窗事發之前，許多病患和受害者都相信他是一名良醫。多數人傾向相信醫生的專業，然而事實上某些醫生也是有缺點和問題。

醫師的工作其實是比民眾想像中更辛苦，光是醫師的自殺率比一般人高就可略知一二。男醫師比一般大眾的自殺率多七成，女醫師則高了二點五倍。[1] 自殺是醫師死亡的主要原因之一。[2] 超過十分之一的醫師在執業的過程中曾染上毒品或酒癮。[3] 除了這些數字外，我們也不能忘記沒有毒酒問題的醫師也可能犯錯。就算所有醫師如同聖人般都不會犯錯，問題癥結點也不在醫師身上，而是我們的醫療體系，一個受制於製藥產業的禁臠。

藥物致死

美國第三大死因是個多數人沒聽過的病因：醫源病，也就是醫療行為造成的死亡。二〇〇〇年，《美國醫學會雜誌》期刊的論文指出每年有二十二萬五千名美國人死於醫療行為。[4] 這個數字至今沒有多大變化。二〇一六年，約翰霍普金斯大學的醫療安全研究員估計每年有二十五萬個醫療疏失死亡案例。[5]

以下是每年美國醫源病的約略數字：超過一萬兩千人死於非必要的外科手術；超過七千人死於藥物疏失或醫院疏忽；超過兩萬人死於其他醫療疏失，例如手術疏失；超過九萬人死於在醫院感染的疾病；超過十二萬七千人死於無疏失的處方藥物不良反應。

無疏失的處方藥物不良反應是美國的第四大死因。這還是只有無疏失的部分。每年有十二萬七千人因服用醫師開立的處方藥物而喪命。[6,7]

部分專家認為實際數字可能更高，因為許多通報的「死因」並不精確。醫院和醫生有金錢上的動機（例如防止醫療官司）而不願承認他們意外致人於死或非蓄意殺人。這也是為何醫院可能將病人的死因寫成「心臟衰竭」而非「藥物反應引起的心臟衰竭」，或是死於「癌症」而非「化療」。

一份報告預估每年可能有超過四十萬個醫療死亡案。[8] 另一篇論文 Death by Medicine，作者為蓋瑞・努爾（Gary Null）、卡洛琳・狄恩（Carolyn Dean）、馬蒂・費爾德曼（Martin Feldman）和其他同事，他們統計了一下醫源病的死亡案例，發現實際數字比業界估算的高出三倍，每年其實有七十八萬

三千九百三十六起病例。[9、10]

如果他們的數據正確，那麼醫療體系才是美國人的頭號殺手。就連醫院看似無害的點滴都跟腎衰竭和死亡有關聯。研究人員估計美國每年如果將生理食鹽水換成乳酸林格氏液（lactated Ringer's solution）或 Plasma Lyte A，也就是與血漿較為接近，還包含鉀和鎂等電解質的選項[11、12]，就能減少五萬至七萬五千個死亡案例。

健檢歪風

每年約有上萬名民眾，多數為女性，進行可能有害且非必要的前癌症治療。這些所謂的「偶見瘤」是惰性癌症，細胞生長緩慢、侵襲性很低，幾乎不太可能致命或造成傷害。二〇一四年，加拿大研究人員在《英國醫學期刊》發表了驚人的結論，為乳癌醫療丟下震撼彈。他們歷時二十五年，針對九萬名、年齡介於四十五至五十九歲的女性做研究，發現乳房攝影篩檢對於減少乳癌的機率與一般乳房觸診無異。[12] 每位因乳房檢測受益的女性就有十位接受了非必要的治療。根據《新英格蘭醫學期刊》二〇一二年的一則研究指出，在過去三十年來，美國一百三十萬名女性因乳房攝影術而出現過度診斷的情形。[13]目前估計每位因乳房攝影術成功攔截乳癌的病患，就有一至三名因過度診斷導致非必要治療而死亡的女性案例。這些案例包含藥物反應或是長期的放療等，而這些治療都會增加女性發生肺癌和心臟疾病的風險。

自一九七五年以來，甲狀腺乳突癌的案例數翻了三倍，但是死亡率卻始終維持在十萬分之0.5。大部分的乳突癌案例不具威脅性，但是數萬人仍因此接受了非必要的治療。許多人切除了甲狀腺，必須依靠荷爾蒙替代藥物過生活。二〇一四年，路易・戴維斯（Louise Davies）在《美國醫學會雜誌》的研究中指出，女性罹患甲狀腺癌的機率比男性多了四倍。他得出以下結論：「美國現在甲狀腺癌非常氾濫，但是根據流行病學的證據顯示，箇中原因並非病例增加而是過度診斷。」[14]

對於各種疾病的過度診斷和非必要治療，尤其是那些隨意被冠上癌症兩字卻沒有實際威脅的疾病，許多的專家學者，包含國家癌症機構的頂尖癌症研究科學家，在《美國醫學會雜誌》期刊中發表了一篇論文，裡頭鄭重聲明，日益漸增的健康診斷沒有讓癌症死亡率下降。[15]他們還建議學界重新定義所謂的「癌症」症狀。他們認為像是乳腺管原位癌、高度分級攝護腺上皮細胞內的贅生以及任何胸部、甲狀腺、肺部、食道等癌症檢查發現的病變應該重新歸類為「上皮源慢性病變」，藉此移除與癌症的關聯性。簡言之，許多醫師現在掛在嘴邊的「癌症」疾病在未來可能被形容為「擴散率極低的病變」。對於過度診斷的問題，美國癌症協會也因為乳房攝影對於四十五歲以下女性的高偽陽性發生率而在二〇一八年調整了女性接受乳房攝影篩檢的年齡，將年齡從四十歲提高至四十五歲。

另一個過度診斷的發現來自二〇一三年刊登於《美國醫學會雜誌》的研究，該研究發現以診斷肺癌的案例來說，利用電腦斷層掃描發現肺癌的機率比X光診斷高出百分之十一，而電腦斷層掃描裡有五分之一的腫瘤是良性的，也就是癌細胞生長非常緩慢，幾乎不會造成病患任何問題。研究也發現，每三百二十名接受電腦斷層掃描的人當中，只找到一名真正的癌症病患，而且每十位因電腦斷層而成功預防癌症死亡的人，就有另外十四人被診斷出無危害的肺癌。[16]

換句話說，每十位肺癌病患就有兩位因過度治療的結果必須忍受金錢、情緒和生理的折磨，有些案例可能因接受非必要治療產生的副作用而使身體逐漸衰殘。肺癌高居癌症死因第一位，五年的存活率只有百分之十七，而且活超過五年的病患癌症依然沒有消失。

如果你在美國確認罹癌，醫生只能推薦你開刀、藥物和放療等組合。這就是標準的療程，每位病患大同小異。在多數的情況下，如果你確診癌症，他們只能推薦飲食和作息調整等其他方法作為輔助治療，但是多數醫師不這麼做。即使許多醫生承認人體能自行修復，但醫療界普遍欠缺這樣的認知與共識。

醫療界傾向以線性的角度來觀看癌症，而癌症如同一輛失速的列車。在他們的認定中，一旦你罹癌，你的身體絕對無法自行痊癒。但是醫學上其實存在著癌症不藥而癒的情況，這種情況稱之為「自行緩解」。一九九三年，Institute of Noetic Sciences 出版了 Spontaneous Remission: An Annotated Bibliography 一書，裡頭收錄了來自二十種語言、八百個醫學期刊上三千五百個自行緩解的醫學案例。在採訪和研究完這些病患後，凱莉．泰納（Kelly Turner）寫了一本名為 Radical Remission 的書籍。雖然醫學界稱呼癌症不藥而癒為自行緩解，但或許有一個字更為貼切：痊癒。既然人體能生成癌症，一定也能同時治癒。

恐懼工廠

許多醫生都安慰病患說他們的作為跟疾病無關，罹癌純粹是運氣不佳或家族遺傳。如果你相信自己無能為力，無法幫助自己康復或促進痊癒，那麼醫療體系和處方藥物是你唯一的希望。

一旦病患相信腫瘤科是他們唯一的救命解方，腫瘤科醫生就會鼓勵他們採取行動。米卡陪我第一次看診時，腫瘤科醫師釋放的訊息再清楚不過。他是我唯一活下去的希望，其他方法都是枉然。我失魂落魄地離開醫院，開始質疑我想要透過改變飲食、重拾健康的目標。要不是我開始大量閱讀和做研究，我大概也會跟多數癌症病患做一樣的事：接受化療。

溝通障礙

二〇一二年的研究調查指出，百分之七十至八十的肺癌和大腸癌末期病患認為他們所接受的化療有機會治好他們，然而化療充其量只是「爭取時間」或「提升生活品質的」的安寧療護措施。[17]

如果你想知道醫師為何不說明清楚根除性治療和安寧療護的差別，他們最常使用的藉口是「跟病患坦承無法治好他們的癌症，實在令人難以啟齒」。腫瘤科醫師經常使用晦澀的話術、專業的醫療術語和聽來正向的用詞，例如「益處」、「成功」、「有用」、「有效果」來形容癌症治療，但是這些詞彙聽在病患或醫生的耳裡是截然不同的意思。

病患很常聽到「ＸＸ藥物對於你的癌症治療反應不錯」或是「研究顯示這款藥物對於你的癌症有正面效果」。醫生形容化療藥物為有效、成功或有益處，這通常只代表該藥物能縮小腫瘤或暫時減少體內的癌細胞而已。如果腫瘤縮小，代表藥物「有效」。經過治療後，腫瘤以更快的速度增生是常見的事。這時候病患就會發現醫生口中「成功的治療」、幫助腫瘤縮小幾個月的治療並沒有帶來他們期待的效果，也就是完全根治癌症。

讓事情更複雜的是，化療藥物的效益通常是以相對的風險比例表示，而非絕對風險或存活率。這能讓藥物效果看起來更吸引人。例如，一個病患術後五年內有百分之六的復發可能性，但醫師告知病患化療能將復發的絕對風險和整體風險從百分之六降低為百分之三。病患很可能不會接受化療，因為術後的復發風險也只有百分之六。

然而，化療能夠將復發的絕對風險從百分之六降低為百分之三，這樣的效果也能講成是將癌症復發的相對風險降低百分之五十，一個聽起來可觀許多的數字。當醫師跟病人說藥物能讓復發風險降低一半時，病人接受藥物治療的機會就會大幅提高，而不知道那只是將絕對風險從百分之六降到百分之三而已。但是就算腫瘤科醫師完整說明了存活率，多數的病患依然不知道是什麼意思，因為這跟病患的實際情況有很大的關係。

當醫師說「這款藥物組合效果顯著，研究證明它們提升了跟你同種癌症病患的存活率」這樣的一句話聽起來很樂觀，但是魔鬼藏在細節裡，「提升整體存活率」不代表有人存活。

這只代表比起其他藥物組合，那組藥物讓有些病患在死前多存活了幾週或幾個月罷了。更何況多數人對於多存活兩個月的想像應該不是在接受化療、躺在床上、進出醫院。與其說是存活，不如說是苟延殘喘。

就連「緩解」一詞都可能誤導病患。有些腫瘤科醫師會在沒有區別「部分緩解」與「完全緩解」的狀況下使用該詞。「部分緩解」指的是腫瘤縮小一部分，而「完全緩解」指的是一輪藥物治療完成後，病人經過癌症血液指標、電腦斷層或核磁共振等檢驗後，身上的病變、腫瘤及癌細胞完全消失。癌症病患在接受手術、化療和放療後達到「完全緩解」並不罕見，但是在未解決癌症根源的情況下，新的腫瘤很可能隨時又再復發。

在一則近期研究裡，研究人員發現一群罹患急性骨髓性白血病的肥胖病患有百分之七十五的完全緩解機率。聽起來很高，對吧？別急。如果繼續往下看，就會發現作者說這些病人的平均存活率只有十四個月。[18]完全緩解只代表癌症暫時獲得控制，不代表根治。癌症病患通常需要過好幾年才知道完全緩解是否成為永久性根治。但是醫師跟急性骨髓性白血病的肥胖病患說化療有百分之七十六的完全緩解機會。有哪個病患聽到百分之七十六完全緩解機率能不心動？畢竟對病患來說，百分之七十六完全緩解機率等同於百分之七十五的治療成功率。但是腫瘤科醫師知道癌症極有可能在化療後復發，病患也頂多再活一兩年。

治療真的能延長壽命嗎？

數十年來，癌症產業成功發展出一種獨特套路，能將自己的失敗重新包裝成成功。對你我而言，成功的治療代表徹底根治癌症，並且沒有復發的跡象。身體保持長期健康才算成功，生病或死亡都算失敗。即便微小的進步也被放大為成功，而其中一個指標就是壽命延長。如果你活超過醫師評估的預後時間，也就是醫師根據平均數字所做的估計，即便你最後一命嗚呼，你的治療依舊被判定為「有效」、「成功」。許多延長壽命的藥物研究裡，通常都沒有未接受任何治療的病人作為對照組。

一九九二年，德國海德堡大學的尤里錫・阿貝（Ulrich Abel）發表了一篇長達九十二頁的分析論文，裡頭詳細說明各種利用化療治療上皮細胞癌的臨床試驗和研究。八成的癌症都屬於上皮細胞癌，包含幾乎所有頭部、頸部、肺部、膀胱、結腸、直腸、胰臟、卵巢、子宮頸和肝臟的惡性腫瘤。他的研究還調查了上千名世界各地的腫瘤科醫師。有人將這篇文章簡化成含有一百四十個引用文獻的精簡版，刊登於 Biomedicine & Pharmacotherapy。以下是阿貝精簡版的節錄：除了肺癌，尤其是小細胞肺癌，幾乎沒有直接證據能證明化療能提高上皮細胞癌末期病患的存活機率……許多腫瘤科醫師直接將病患對藥物的有效反應認定為延長存活率，但是這樣的想法是沒有臨床試驗根據的謬誤……除了極少數的例外，根本沒有好的科學證據能證明化療有利沒有症狀的上皮細胞癌病患。[19]

在美國，癌症是繼心臟病後美國人的第二大死因，而依照目前在二十二州位居第一的狀況下，可能在不久的將來取代心臟病成為第一大死因。即便過去五十年來藥物和醫療技術的進步，癌症產業並沒有讓多數癌症的死亡率下降，尤其是上皮實質固態瘤。肺癌是美國癌症的頭號殺手，每年估計約有十五萬人死於肺癌。距離阿貝發表研究後的數十年後，如果病患罹患小細胞肺癌，也就是肺癌中最常見的類型、占肺癌八點五至九成，化療要價超過四萬美金，而且可能只能讓病患多活兩個月。半數以上的肺癌病患在確診癌症一年內死亡，[20,21]而未接受化療的肺癌病患平均只有七個月的存活時間。[22]

基於各種新藥物和醫療技術的進步，腫瘤科的護航者選擇忽略像阿貝這樣的早期研究，還同時選擇性遺忘現今最常見的化療藥物多數有二十至六十年的歷史之久。以下是十大常見的化療藥物及其發明時間。

Methotrexate——一九五〇年代／Paclitaxel (Taxol、Abraxane)——一九九二

Cyclophosphamide (Cytoxan、Neosar)——一九五九

Doxorubicin (Adriamycin)——一九六〇年代／Cisplatin (Platinol)——一九七八

Gemcitabine (Gemzar)——一九八〇年代／Chlorambucil (Leukeran)——一九八四前

Etoposide (Eposin、Etopophos、VePesid、VP-16)——一九八三

Docetaxel (Taxotere、Docecad)——一九九二／Fluorouracil (5-FU)——一九五七

二〇一三年的研究指出，荷蘭罹患轉移性胃癌的病患比例從一九九〇年的百分之二十四、到了二〇一一年增加至百分之四十四。這段期間，使用緩和性化療的比例也從百分之五上升至百分之三十六，而且二〇〇六年後還有急速攀升的趨勢。[23]同時間，轉移性胃癌的發生率翻了一倍，使用化療的比例翻了七倍，但是

病患的存活率只從一九九〇年的十五週微幅成長至十七週。整整二十一年的癌症治療發展只為轉移性胃癌病患多爭取了兩週的存活時間。

二〇一五年《美國醫學會雜誌》的一則研究指出，讓存活期不到六個月的癌症末期病患接受化療不能提升存活率或生活品質。最嚴重的病患沒得到好處，症狀較輕的病患則接受更大的折磨。沒接受化療的病患存活時間幾乎與接受的病患無異，而且還享受較好的生活品質。[24]

第十二章　商機無限

一八九七年，拜耳藥廠的科學家開始試驗一種名為乙醯柳酸的物質，這種物質取自柳樹樹皮，幾個世紀以來一直作為止痛劑使用。他們找到了新的合成方式，將配方申請了專利，兩年後以阿斯匹靈開始販售。剩下的故事眾所皆知，阿斯匹靈成為世界上最常用的藥物，開啟了製藥產業的新紀元，而製藥產業現在是高達上兆美金的市場。藥廠透過開發獨門藥物來申請專利，並在無人可競爭的狀況下以高價販售該藥物，藉此賺進高額利潤。過去一百年來，製藥產業滲透了醫療界每個環節，擁有舉足輕重的影響力，也形成了所謂的醫藥工業綜合體。

整個醫療界成了製藥產業的禁臠，不只是醫療行為，還有教學及研究。國家的學術機構都成了製藥產業的魔鬼代言人，實在令人不恥。

——阿諾・雷爾曼，《新英格蘭醫學期刊》前總編輯
也是醫藥工業綜合體一詞發明人

在美國，醫學院學生完成醫學院訓練的機構單位多半也由藥廠資助。負責發照的美國醫藥學會也從各大藥廠拿到資金補助。醫師開立的藥品也必須先由美國食品藥物管理局核准，該局每年從藥廠收取約莫一億美金的「使用者費用」作為藥廠申請新藥物核准之用。

光是華盛頓特區，製藥產業就有超過一千兩百名登記註冊的遊說人士，從一九九八年至二〇〇五年，製藥業花費了九億美金在法律的遊說事務上，九千萬花在給政治人物的政治獻金。二〇〇三年，布希政府通過了聯邦醫療保險D部分，禁止聯邦政府與製藥產業議價。這幫藥廠開了大門，藥廠因此能向聯邦醫療保險隨意開價。此外，聯邦醫療保險和私人的醫療保險業者每年浪費三十億美金丟棄未使用的癌症藥品，因為許多藥廠出廠的藥品只有一種劑量，而該劑量對多數病人而言太多，導致剩下的藥品必須丟棄。[2]

全世界只有三個國家允許各大藥廠直接向民眾打廣告，分別是美國、紐西蘭和程度較輕的加拿大。在美國，藥品廣告無所不在，不論是電視、大型廣告看板、雜誌或是網路。為什麼會這樣呢？原因就是遊說人士。數十年來遊說人士所推動的立法，讓美國人民的稅金直接流向各大藥廠。藥廠各自設立自己的慈善基金會，以不用課稅的資金贊助研究製造新藥和申請專利，再將藥物的專利賣給自己，接著將藥物賣給社會大眾。

納稅人的錢成了研究的資金來源，然後各大藥廠再將藥物賣給民眾，藉此獲利上億元。美國政府花費四點八四億美元開發癌症藥物 Taxol，接著授權給必治妥施貴寶，而必治妥施貴寶因為 Taxol 賺進九十億美金，但卻只付了三千五百萬的專利使用費給美國國立衛生研究院。[3]

製藥產業投入上百億美金說服美國人專利藥品是所有人類病痛的救星，但專利藥物卻無法治療多數的慢性病，頂多緩解症狀，使我們「執迷不悟」，繼續做傷身的行為。而藥物將我們的病痛控制在可忍受的範圍，使我們漸漸對藥物產生依賴性。

藥物大國

美國人各個都是藥罐子，半數以上的美國人每個月服用至少一種處方藥物，百分之二十一服用三種以上，百分之十服用五種以上。美國人在處方藥物的花費上比其他任何已開發國家多出兩倍。[4]

許多處方藥物的副作用可能在病患長期使用下誘發新的問題，使得病患被迫要服用別的藥物來減緩副作用，進而創造惡性循環。許多處方藥物具有高度成癮性，其他則會導致必須長期使用。藥廠的行銷手法似乎是說服美國人天下只有兩種人：一種是需要藥物治療的病患，另一種是尚未知道自己有需求的病患，而這樣的策略意外地有效。[5]

在美國，醫生開立的止痛藥數量從一九九〇年至二〇一〇年成長了三倍。光是二〇一〇年就開立了高達二點零九五億張止痛藥處方籤，數量足以提供每位美國人從早到晚整整一個月的用量。因此，不經意的過量使用翻了四倍。[6]處方藥物的不良反應是美國第七大死因，每年帶走十萬條美國人性命。

像美沙冬、奧諾美、氫可酮等鴉片物質的止痛藥比古柯鹼和海洛因兩者加起來造成的死亡人數還多。儘管止痛藥十分氾濫，但是處方藥物的死亡原因中，止痛藥只佔了一點五成。每年其餘八萬五千個死亡案例是其他藥物所致。那些寫著「副作用極低」的藥物或許不像你想的那麼無害。不說你不知道，拜耳曾經販賣海洛因作為止咳藥物。

過去半世紀，製藥產業幾乎一手遮天、壟斷了藥物和民眾的信賴。但是近二十年來網路崛起後，資訊的快速流通讓民眾不再深陷一般醫學的圈套，也重新帶動了營養學、非毒殺式的自然療法做為疾病預防的風潮。針對這樣追求天然的趨勢，藥廠腦筋也動得快，重新幫藥品冠上「以科學為實證」、「經實驗證明」等，透過科學及證明兩字來象徵事實證據。如同所有的製造商品，藥物生產當然有科學介入。不可否認地，藥物當然也是科學的產物。然而在某些案例中，你越仔細研究就越會發現所謂的證據根本不存在。

以精準的定義來說，醫學藥物就是具備專利和商機的藥物，因為藥廠只會投資能申請專利、有證據佐證、有賺頭的藥物。藥廠跟醫療界漠視每年超過十萬個營養科學的研究，即便這些研究數量如山，並指出各種因慢性病（例如心臟病、糖尿病和癌症）提早死亡的原因只要透過簡單、便宜的飲食和調整生活習慣即能避免或逆轉。藥廠和醫學界選擇忽略這些研究，因為它們不具利潤可言。醫界人員無法透過開立像營養學、運動和壓力釋放等飲食和生活習慣指引，來創造數十億元的商機。因此他們只想把心力放在能取得專利的證據上。所謂具有實證的藥物背後隱藏的含意就是它具有強大的科學證據佐證，然而事實經常並非如此。一則針對已發表和未發表抗憂鬱藥物臨床試驗的大型統合分析指出，安慰劑有八成二的機率像實際藥物一樣有效。[7] 此外，百分之五十七的藥物測試結果顯示藥物沒有帶來療效，但這些測試經常沒有被採用刊登。

二〇一二年三月，藥物大廠安進的全球癌症研究中心前主任格蘭・貝哥里

（Glenn Begley）指出，他在安進任職的十年時間，他跟一百位科學家組成的團隊發現，在五十三項「突破性」的癌症研究中，有高達四十七項研究結果無法被複製，有的還經過了五十次的重複測試。[8] 安進這麼做的目的在於根據這些研究結果，投入數百萬美金開發新藥前，他想先證實這五十三項研究的可靠性，以下是貝哥里對於團隊研究的結論：結果跌破眾人眼鏡……製藥產業經常根據這些研究來發現新的開發目標，但是如果你要根據單一研究結果而投入一百萬、兩百萬甚至五百萬美金，藥廠必須確定結果是萬無一失的。在試圖複製這些研究的過程中，我們學到事情不能只看表面。[9]

人們曾經最愛的「海洛因」止咳糖漿製造商拜耳也曾發表類似的報告，裡頭指出二〇一一年四十七項癌症研究計畫中，不到四分之一的研究成功複製了先前發表的研究結果，即便有三到四位科學家花了近一年的時間全職投入工作也是如此。這些研究很快被棄用。[10]

安進和拜耳公司無法重新複製先前結果的事件顯示，許多藥廠用來開發癌症藥物的「突破性」科學研究都是偽造或僥倖的結果。發表這些不實藥物研究背後的動力，追本溯源就是藥廠和研究人員本身。隨著學術環境、爭取研究經費越來越競爭，研究人員的論文如果有幸被重大期刊錄取，這將對職涯有莫大幫助，不管是工作保障、福利、研究經費或工作邀約。因此，如果研究人員重複做了十次實驗，卻只得到一次正相關的結果，他能選擇忽略其他九次實驗，而發表僥倖成功那次的結果。畢竟無人知曉，直到有人嘗試複製實驗。相對地，偽造的研究成果經常是研究人員捏造或刻意操弄資料，來佐證自己的假設或希望看見的結果，例如證實某個藥物確實有效。

二〇〇六年，在一千五百三十四項刊登於主要期刊的癌症研究報告裡，有將近三分之一的報告聲明該研究由製藥產業贊助或研究參與者為藥廠員工。這些研究找到有效證據的可能性較高，意味著研究人員對於產業背後的關係多少抱持著幾分私心。[11] 二〇〇一至二〇一〇年間，刊登的期刊文章數量增加了百分之四十四，但是遭到撤銷的研究報告數量卻飆漲了十倍。研究人員在檢視兩千份被撤銷的論文裡頭，發現因為錯誤被撤銷的論文只佔了百分之二十一，其他百分之六十七都是偽造、具有偽造嫌疑或抄襲。[12] 以下是曾經擔任享譽國際、備受敬重的醫學期刊的兩位前總編輯的話：

> 科學站不住腳的證據鐵證如山：研究裡大量的科學文獻，甚至於一半的文獻可能都是假的。除了受到樣本數量太少的研究結果影響外，微乎其微的效果、不實的探索分析、明目張膽的利益衝突以及盲從趨勢，都讓科學蒙上了陰影。

——《刺胳針》總編輯，理查・霍爾頓

人們再也無法輕易相信多數發表的臨床研究結果，或是聽信自己信任醫師的判斷或深具權威性的醫學規範。這是我作為《新英格蘭醫學期刊》總編輯，二十多年來不願相信卻逐漸接受的事實，我以沉重的心情得出這樣的結論。

——瑪西亞・安格

二〇一三年十一月，有研究指出服用 paclitaxel（一種有二十年歷史的學名藥）的乳癌病患，比服用「治療新星」Abraxane 和 Ixempra 的病患多活了二至三個月，而這些新興藥物每劑要價四千至五千美金，二〇一二年的聯合銷售額更高達五億美金，卻沒想到藥效竟輸給價格較為低廉的老牌藥物。不過以這個案例來說，老牌藥物效果「較佳」是一個相對的概念，因為病患最終依然逝世。報告指出，服用上述三種任一藥物外加 Avastin 的病患，通常七至九個月內癌症又會復發或擴散。[15,16]

漏洞百出又不完整的科學研究導致藥廠開發出效果不彰或甚至完全無效的藥物。二〇一七年刊登於《英國醫學期刊》的研究指出，二〇〇九年至二〇一三年歐洲核准半數以上的新癌症藥物不具任何療效。這些昂貴的新藥品既沒有提高生存率，也沒拉升生活品質。[17,18]在某些案例中，沒有實證、被炒作起來而快速上市的藥物還可能導致傷害或死亡。

其中最嚴重的案例就是 Avastin，一個據稱具有實證卻沒實質證據的藥物。Avastin 當時是世界上銷售名列前茅的癌症藥物，在美國食品藥物管理局加速批准制度下，於二〇一八年開始用於轉移性乳癌的病患身上。加速批准制度讓藥物在沒有提供充足資料的情況下依然能獲得許可。Avastin 獲得許可後，基因泰克藥廠完成了兩項臨床試驗，卻發現結果與主張的效用不符。二〇一一年十一月，美國食品藥物管理局認為該藥物有危險性、效果不彰，因而撤回了 Avastin 的藥物核准。美國食品藥物管理局局長瑪格麗特．漢伯格（Margaret Hamburg）做出了以下聲明：在審查過所有能取得的研究後，沒有證據顯示 Avastin 能帶來療效，例如藥物能抑制腫瘤增長，抑或是幫助病患延長存活率或提升生活品質，轉移性乳癌的女性病患必須在這樣的情況下承擔可能致命的副用作風險。[19]

兩年又六個月的時間裡，醫師開立 Avastin 給數以萬計罹患乳癌的女性，而大量的人出現了致命的副作用，例如嚴重的高血壓、胃和腸道穿孔、內出血、大出血和心臟病發作、心臟衰竭和死亡。

二〇一四年十一月，美國食品藥物管理局核准 Avastin 用於鉑類抗藥之復發性卵巢癌病例，而原因是有研究證明比起單一的化療藥品，Avastin 若搭配對六十年老牌藥物 paclitaxel，能讓這種卵巢癌病患降低百分之六十二惡化或死亡的機率。基因泰克的全球產品研發部部長珊卓・霍寧（Sandra Horning）曾說：「Avastin 搭配化療是十五年來為罹患這種棘手癌症的女性所開發的嶄新治療。」說詞聽來厲害，但服用 Avastin 的病患只平均多活了三個半月。

二〇〇六年至二〇一四年，基因泰克因為販售 Avastin 而獲得四百八十億美金的銷售淨額。這款藥物至今還在市面上販售，它被核准用於其他幾種癌症，也通常開給癌症末期病人，希望能為他們爭取更多時間，不過一年費用超過五萬美金。

近來的研究指出，Avastin 搭配化療藥物的病患比起接受一般化療的病患多出百分之五十死於併發症的風險。服用 Avastin 並搭配像 carboplatin 或 paclitaxel 等鉑類化合物和紫杉醇類藥物的病患，死亡機率則翻了三倍。[20,21]

二〇一六年，基因泰克和 OSI Pharmaceuticals 因提供腫瘤科醫師不實而誇大的存活率資訊被裁定支付六千七百萬的罰金。他們宣稱 Tarceva 能治療非小細胞肺癌，提高生存率。藥廠說服腫瘤科醫師將 Tarceva 設為首要治療，卻沒提供實

證證明該藥物具有實質效用，除非病患從未吸菸或是表皮生長因子接受體有突變，而這種蛋白質跟癌症細胞擴散有關。[22,23]

百分之二的研究

二〇〇四年，我罹癌的第一年，《臨床腫瘤學雜誌》發表了一則突破性的研究，研究對象主要為美國和澳洲癌症病患的五年存活率。受試者總共有十五萬四千名美國及七萬兩千名澳洲成人癌症病患，癌症種類有二十二種，治療方法皆選擇化療。[24]研究的結果如下：根治性和輔助細胞毒性化學治療對於增加成年人五年存活率的效用，澳洲估計約莫百分之二點三，美國百分之二點一。由於澳洲現在的五年存活率超過百分之六十，這很明顯細胞毒性化療對於癌症存活率沒有顯著的貢獻。為了讓經費贊助有正當性和細胞毒性化學藥物持續被使用，研究人員必須對藥物提升生活品質和成本效益進行密切評估。

在這項研究中，十五萬四千九百七十一位美國病患中，只有三千三百零六位的五年存活率能歸功於化療。然而研究並沒有詳細區分存活者為「無疾病證據」或「帶病而活」。我們只知道有三千三百零六位病患活超過了五年的門檻。住院且插管的病患只要心臟還在跳動依然會被歸類為成功存活的病患。這些存活者身上極有可能還有癌症，或在接下來幾年內癌症復發後死亡。

就平心而論，以二十二種癌症病患的平均五年存活率歸納出「化療只有百分之二的成功率」有失公允。這就像我第一個腫瘤科醫師跟我說我有六成機率能活超過五年，而這個數字是所有癌症病患的平均存活率。根據這項研究，化療對於我大腸癌的五年存活率大概只有百分之一的貢獻，比起平均的百分之二點一還低。不過在其他方面，化療被證明對於睪丸癌病患能提升百分之四十點三的五年存活率，對於杰金氏淋巴瘤能拉升百分之三十七點七。化療對於兒童急性骨髓性白血病也能提升百分之八十五的存活率，而對於像伯基特淋巴瘤等罕見癌症則有九成的治療成功率。然而這些癌症病例都未列入此研究中。

影響這項百分之二研究結果的關鍵因素在於對於許多癌症而言，經過化療後五年存活率幾乎微乎其微，因為沒有任何人存活。這些不影響五年存活率、化療無效的癌症包含：黑色素瘤、多發性骨髓瘤、惡性軟組織肉瘤以及胰臟癌、子宮癌、攝護腺癌、膀胱癌和腎臟癌。

副作用可能有……

處方藥的副作用有時可能比原本要治療的疾病症狀還要嚴重，甚至增加罹癌及其他致命疾病的風險，甚至死亡。所有的處方藥會改變身體的新陳代謝功能，長期使用可能誘發額外的健康問題。例如，治療關節炎藥物 Xeljanz 廣告的免責聲明就說「服用 Xeljanz 的病患可能出現嚴重的感染症狀或癌症」。藥廠已經告訴我們他們的藥物可能導致危及性命的感染或癌症，但是我們卻照吃不誤。

口服避孕藥被歸類在一級致癌物，跟吸菸等已知致癌物質屬於同一類別。二〇〇六年十月，Mayo Clinic 發表了一篇經同僚審查的統合分析，發現第一次完全足月妊娠前服用過口服避孕藥的女性，罹患停經前乳癌的風險增加百分之四十二至五十五，而以第一次完全足月妊娠前服用口服避孕藥四年以上的女性風險最大。[25]

藥廠有時會因為向消費者刻意隱瞞藥物可能引發的致命副作用而捲入麻煩。二〇一四年四月，武田藥品工業和禮來公司向消費者隱瞞糖尿病藥物 Actos 會增加罹癌風險，遭美國法院判處九十億美金的懲罰性賠償。

治癌藥致癌

許多癌症藥物其實是致癌物質，也就是它們可能導致體內產生新的癌症。其他化療藥物，也許並非直接增加罹癌風險，也可能嚴重破壞免疫系統，讓現存的癌症有大肆擴散的機會。美國國家毒物計畫已將部分化療藥物列為致癌物質，例如 Adriamycin、chlorambucil、cisplatin、Cytoxan、dacarbazine、Leukeran、Mustargen、Myleran、nitrosourea agents（CCNU、BiCNU、Streptozotocin、STZ、Zanosar）、melphalan、tamoxifen 和 thiotepa。

化療也可能本末倒置、反而刺激癌症增生。因化療遭到損害的健康細胞分泌出名為 WNT16B 的蛋白質，這種蛋白質會協助滋養癌細胞，幫助它們成長壯大，產生抗藥性。這也是為什麼罹患乳癌、攝護腺癌、肺癌和大腸癌等轉移性癌症的病患有九成對化療有抗藥性。[26]

二〇一七年的研究發現，化療、標靶治療或放療破壞或殺死癌細胞時，這些療程會在腫瘤微環境中誘發細胞激素風暴，這種發炎反應會引發大量細胞激素的產生，進而讓身體成為新腫瘤生成的溫床。[27] 以色列的研究人員也得出類似的結論。研究人員把化療病患的血液滴到實驗室的癌細胞上時，他們發現血液讓癌細胞變得更有侵略性。[28] 然而這些近期的發現並非新聞。自從化療發明後，醫師和研究人員對於化療會讓癌症在體內大肆擴散向來心知肚明。其中一個例子是tamoxifen，這種抗癌藥物據說能減少女性雌激素受體陽性乳癌百分之六十的復發機率，但是如果癌症復發了，那麼雌激素受體陽性乳癌的侵襲性將提高四倍。[29] Tamoxifen 也會增加女性子宮癌和血栓的風險。[30]

間接傷害

化療對人體的殺傷力是全面的，甚至於能破壞ＤＮＡ。美國食品藥物管理局將許多化療藥物加註「黑框警示」，因為它們可能引發致命的副作用或死亡風險。執行化療藥物的護士必須穿戴防護衣以防在替病患施打藥劑時，這些危險的化學物質沾到皮膚。如果有化療藥物翻倒在地上，醫療人員也必須用特殊的道具清理藥劑，因為它們在當下的狀態是有毒物質。

多數民眾知道化療可能導致落髮，但是對於服用 Taxotere 的病患，這種藥劑卻讓他們成為永久的禿子。根據一個官司案例，藥廠早在二〇〇五年就知道該藥物的可能副作用包含永久性落髮，卻一路拖到二〇一六年才告知美國的病患和醫師。[31]

化療病患所承受的傷害中，頭部是影響最嚴重的部位。他們會有所謂的化療腦，症狀是無法專心思考或組織想法。據說高達七成的病患都有這種副作用，嚴重的症狀包含記憶喪失、心理和情緒不穩和甚至老人痴呆症。多年來醫學界一直否認有所謂的化療腦，直到近期有研究佐證了病患的說法。

Cisplatin 和 carboplatin 等含鉑化療藥物都具有腎毒性和耳毒性，也就是會對腎造成傷害，讓病人有暫時或永久性的失聰。Doxorubicin 等藥物則會傷害心臟，bleomycin 和 busulfan 則會導致肺部纖維化。Methotrexate 和 5-fluorouracil 則會導致骨髓抑制，也就是破壞骨髓，導致免疫力大幅下降，嚴重的情況還可能必須進行骨髓移植。

長春花生物鹼類的藥物例如 vincristine 和 vinblastin，則可能導致周圍神經病變，傷害手腳神經以致知覺及功能喪失。這可能使病患終生成為身障人士，因為他們無法自己進食、穿衣或洗澡。

Cyclophosphamide 等化療藥物可能誘發出血性膀胱炎，進而對膀胱造成永久性的傷害。化療藥物也可能導致女性更年期提早到來，導致女性骨頭密度下滑，增加骨折風險。嚴重的案例中，化療藥物能導致嚴重的血栓或破壞血液，令病患需要輸血。化療也會提高女性及男性不孕的機會。

二〇一三年初，美國食品藥物管理局和加拿大衛生部發出警告說，少數服用Avastin的案例感染了一種噬肉菌，導致罹患壞死性筋膜炎。

免疫療法呢？

近幾年來，免疫療法藥物試圖藉由控制病患的免疫系統來找到並摧毀癌細胞，這樣的療法被稱為「新希望」、「革命性變革」、「繼化療以來最大的突破」。人體的免疫系統對於維持健康、無癌狀態至關重要，因此增進免疫系統來消除癌症是治療癌症的正確方向。

免疫療法目前是癌症治療最熱門的趨勢，在我寫書的同時，世界上有八百個使用免疫療法藥物的臨床試驗正在進行，不過現階段的結果尚無法回應眾人的期待。目前免疫療法藥物只對百分之二十特定癌症的病患有療效，剩下的病患不具效果。目前估計只有百分之八的病患能因為免疫療法使腫瘤縮小或抑制癌症擴散。[32]免疫療法藥物風險程度幾乎與化療藥物並無二致。曾有免疫藥物臨床試驗的病患有不良藥物反應而死亡。除此之外這些藥物的價格不斐。

其中一個知名案例就是結合 Yervoy 和 Opdivo 來治療黑色素瘤能提升無惡化存活期中位數達十一點五個月，這比使用單一種藥物效果更佳，但是病患必須支付三十萬美金。巧合地，只有百分之十一點五的病患在臨床試驗期間達到完全緩解，而有百分之六十五的病患因藥物不良反應、癌症擴散或死亡而必須在試驗期間終止治療。[33]

另一個使用 Opdivo 對付肺癌的臨床試驗則發現病患能延長三個月的壽命，代價是十萬美金。Bristol-Meyers Squibb 公司將這樣的研究結果轉成商機，他們在自家的 Opdivo 廣告中放上專利標語「給自己活更久的機會」，並說明「Opdivo 有可能令免疫系統攻擊體內正常器官和組織並影響組織運作。這些問題有時會惡化殃及性命，甚至死亡」。另一個免疫療法藥物 Keytruda 根據病患使用劑量，一年可能要花上一百萬美金。在二〇一五至二〇一七年間，默克公司和必治妥施貴寶公司販售了近九十億美金的免疫療法藥物。[35]

輻射量暴增

過去三十年來，影像診斷的普及導致美國人口暴露於輻射的機會成長了六倍，主要原因是電腦斷層掃描從每年一百萬暴增至八千萬。電腦斷層的游離輻射威力足以破壞DNA，引發癌症。但是你相信有三分之一接受電腦斷層的病患對於檢測過程中會釋放輻射並不知情嗎？

二〇一二年的研究中，研究人員發現八成五的病患低估了電腦斷層的輻射量，而有三分之一的病患對於電腦斷層會釋放輻射完全不知情。就我個人來說，直到我自己做研究前我也不知道電腦斷層會產生多少輻射。一張腹部及骨盆的電腦斷層照所釋放的輻射相當於拍攝一百張胸部X光的輻射量。正子斷層造影和電腦斷層的組合則相當於兩百五十張X光照。[37]

對於癌症的倖存者，放療是繼發性癌症的前五大病因。跟輻射相關最常見的癌症是肺癌、乳癌、甲狀腺癌、胃癌和白血病。有百分之八的繼發性癌症跟放療有關，其中以攝護腺癌（百分之十一）、子宮頸癌（百分之十八）、睪丸癌（百分之二十五）比例較高。電腦斷層釋放的輻射被認為比廣島和長崎原子彈所釋放的γ射線的致癌程度高出一倍。[38]只要你曾作過一次電腦斷層掃瞄，你此生罹患輻射相關癌症的機率就會提升，而且風險會隨著每次拍攝增加。據目前估計，醫療診斷輻射造成百分之一至三的癌症，而如果診斷輻射維持目前的使用量，接下來幾年輻射相關癌症的數量勢必會成長三倍。國家癌症機構研究估計，光是二

○○七年一年的掃描數量就足以造成未來兩萬九千起癌症病例。[39]

從一九九五至二○○八年，一般醫院對兒童進行的電腦斷層增加了五分之一。在兒童醫院，兒童電腦斷層從一九九五年接近一萬五千，到二○○八年暴增至二十萬[40]，足足增加了十三倍。然而兒童對於輻射傷害格外敏感。二○一二年的研究指出，如果童年時期曾接受過電腦斷層，並在十五歲前累積了五十至六十戈雷的輻射量，兒童在成年後罹患腦癌或白血病的機率將多出三倍。[41]電腦斷層所導致的癌症風險在二十五歲就會大幅降低。有確切的證據顯示，兒童兩成至五成的電腦斷層可以以其他類型的影像作為替代，或是根本不用做。

電腦斷層：結果有出入

二○一一年，美國紐約紀念斯隆—凱特琳癌症中心的研究人員召來了三十位肺癌三期或四期的病患，他們身上腫瘤大小至少一公分，並幫他們進行兩次電腦斷層掃描，前後間隔十五分鐘。研究請了三位專業放射師來判讀影像和測量腫瘤大小，但是他們並不知道同一批病患其實做了兩次掃描。

結果顯示將近三分之二的病患腫瘤有測量上的誤差，差異達 0.1 公分以上，而三分之一的病患有0.2公分以上的差異。有些腫瘤縮小了百分之二十三，有些則增加了百分之三十一。但是前後只不過經過了十五分鐘。電腦斷層到底讓腫瘤縮小、變大，還是以上皆是？

答案是以上皆非。這個研究證明，使用電腦斷層來測量癌症腫瘤變化或許並不完全可靠。光是先測量第一張位於圖片正中央的腫瘤直徑，接著測量第二張圖中稍微偏一邊的腫瘤直徑，或是反過來操作，就可能得出不一樣的尺寸測量結果。而電腦斷層的微小出入可能造成嚴重後果。

例如，電腦斷層如果顯示你的腫瘤增大了百分之三十一，你大概會認為治療無效。依照這樣的判斷，醫師可能開立藥效更強的治療方法，但事實上可能沒必要，而且還傷身。一張顯示腫瘤增大百分之三十的掃描圖或許不具任何意義。雖然這聽起來可能很嚴重，但是實際可能只差了零點幾公分。一個一公分的腫瘤成長百分之三十依然只有一點三公分，尺寸依然很小，而在身體很多部位裡可能不見得會危及性命。

放療不為人知的風險

多數人聽到乳房腫瘤經放射線照射後縮小一半，通常會認為治療有成。然而加州大學洛杉磯分校的研究人員發現，放射線除了同時殺死正常細胞外，還會讓殘存的癌症幹細胞對後續治療產生抗藥性，而且比未照射前的乳癌細胞多出三十倍誘發新腫瘤的機會。[43]

另一則研究發現，游離放射線會將侵襲性較低的乳癌細胞重整為乳癌幹細胞，進而製造出抗治療的「超級細胞」。放療不只讓現有的乳癌幹細胞更加茁壯、更具侵襲性，還會誘發製造新的乳癌幹細胞。研究人員也發現放療會增加攝護腺的癌症幹細胞，導致癌症復發或出現較差的預後情況。[44]另一個鮮為人知的胸腔放射線副作用，尤其是治療乳癌，是放射線可能造成心臟和血管嚴重的傷害，進而引發心臟疾病。[45]

二〇〇四年，一個隨機的大型 CALGB 9343 研究發現，七十歲以上、患有雌激素接受體以及黃體素接受體陽性的第一期乳癌女性在接受完放療後，存活率完全沒有提升。研究發表後五年，有將近三分之二超過七十歲的癌症病患依然在進行沒必要的放療。[46]研究作者雷邱・布里茲布勞（Rachel Blitzblau）曾表示：「我們不應該讓這些女性進行放療，因為過程弊大於利，副作用和花費的代價遠勝過認為的好處。」

那牙齒X光呢？

所有的游離輻射都對人體有害，日積月累下來更是難以想像的傷害。牙齒X光的游離輻射會增加罹患腦膜瘤的風險，也就是最常見的腦瘤種類。二〇一二年的一篇研究，研究人員在一千四百三十三個案例裡，發現不分年齡、曾經做過咬翼X光片的受試者罹患腦瘤的機率是一般人的兩倍。十歲以前做過全口掃描X光攝影的則是一般人的五倍。[47]此外，多項研究也發現，牙齒X光會增加甲狀腺癌的發生機率。如果你真的非做牙齒X光不可，請確保他們提供脖子的兜罩。記得避免3D錐束電腦斷層，因為該機器釋放的輻射量是一般傳統X光的六倍。

美國牙醫協會已經聲明民眾沒必要定期做牙齒X光檢查，沒有牙痛或牙齒問題的病患也不需要特別做X光。[48]二〇〇六年，《美國牙科協會雜誌》聲明牙醫師不需要為所有病患預約定期的X光檢查，不過目前還是有為數不少的牙醫師這麼做。

第十三章 沒你我沒差

第一次世界大戰的驗屍報告顯示，曾經暴露於化學武器芥子氣的士兵骨髓遭受毒氣破壞，導致他們體內的白血球和淋巴結數量低下。因此，當時出現了這樣的假設：芥子氣的變異體或許能抑制某些癌症細胞的生長。一九四三年，藥理學家路易・古德曼（Louis Goodman）和阿佛・吉爾曼（Alfred Gilman）以及胸椎外科醫師古斯塔夫・林思科格（Gustaf Lindskog）在六名癌症末期病患體內注入氮芥。兩名淋巴肉瘤患者的腫瘤明顯「大幅」萎縮，卻只有曇花一現。這樣的情況前所未見，但病患始終沒有好轉、最後撒手人寰。這也啟發了後續另一個一百五十人的實驗。其中幾位罹患何杰金氏淋巴瘤、白血病和淋巴肉瘤的病患也有腫瘤縮小的跡象，但是無人徹底根治。[1]

一戰結束後，這些腫瘤縮小的研究公諸於世，也從此開啟了價值幾百億美金的化療產業。化療顧名思義就是以「化學藥品治療疾病。」一九九三年的《禁止化學武器公約》將芥子氣列為禁用武器，然而芥子氣沒有走入歷史，而是在數十年後以不同的癌症藥品再現人世，像是 cyclophosphamide、chlorambucil、ifosfamide、melphalan 和 mechlorethamine，也就是氮芥。製造商默克藥廠針對氮芥在美國食品藥物管理局上發表了以下的聲明：搭配向氮芥等烷化劑的治療可能增加第二個惡性腫瘤的生成機率，尤其如果治療還結合了抗腫瘤藥物或放療。

癌症金雞母

全球每年投入超過四百億美金開發癌症藥物。在美國，以藥物銷售量來說，癌症藥物是繼心臟病藥物後第二大類別，而且成長速度比起其餘的藥物快上兩倍。治療癌症不是基於人道關懷，而是因為它是市值上億的金雞母。

醫學系學生經過十二年的養成受訓後，一名腫瘤科醫師終於可以開始行醫。他們之後還要花費一段時間認清幾個事實，一是醫學系教導的癌症治療方法根本無法為轉移性癌症帶來永久性緩解，二是多數病人躲不過死神鐮刀。

癌症商業模式有別於其他醫療領域，因為民眾無法在當地的藥局買到多數的化療藥物。醫院及癌症中心以批發價購入癌症藥品，然後再以高價賣給民眾，讓民眾能夠花錢買藥注入體內。私人的腫瘤科醫師近三分之二的收入來自化療藥品的利潤。[2] 這種利益衝突和合法販賣藥品謀利的行徑被稱為「醫師下單病人買單」策略，而這種策略也僅限於癌症治療領域。

二〇一三年，為了降低藥品治療所引發的利益衝突，以及修正癌症治療為人詬病的面向，美國國會通過了《醫療保險處方藥，改良和現代化法案》，將癌症藥物的加價幅度調整為最高百分之六，外加行政費用。結果上有政策下有對策，腫瘤科醫師開始開立利潤較多的藥品以及增加病患的療程數量。[3]

金錢誘因可不只侷限於治療癌症的藥品。就如同前面提到的，電腦斷層掃描在過去的三十年間從每年一百萬飆升至每年八千萬。二〇一三年《新英格蘭醫學期刊》的研究發現，擁有放療器材的泌尿科醫師比起一般泌尿科醫師所開立的放療多了三倍。由於攝護腺癌的成長速度緩慢，不同攝護腺癌病患的十年存活率大約是九成八，但是研究發現，擁有個人器材的醫師會將用在根除性治療年輕人的手段同樣用在八旬老翁身上。喬治城大學的教授琴．米契爾（Jean Mitchell）說：「整個醫療系統簡直是一場精心設計好的局，病人乖乖照著醫師的指示去做，導致醫師開始把病人當成提款機。」[4]

二〇一四年 UnitedHealth Group 發表了一篇研究，他們找來五名不同醫療團體的腫瘤科醫師，以算病人的人頭方式支付醫師一個定額酬勞，而非醫師開立的藥品或服務。結果這些團體用在治療癌症的花費在三年內下降了百分之三十四，替病患省下三千三百萬美金。[5]

美國食品藥物管理局秘辛

幫助身體康復的營養學和自然療法已經行之有年，許多藥草相關的醫學療法也一代傳過一代。過程中有商業頭腦的企業將這些療法裝瓶，以具有醫療效果的藥水、乳液和藥劑販售。美國食品藥物管理局於一九〇二年成立，旨在規範食品和藥品成分安全，以及把關藥廠是否有誇大不實之嫌。美國食品藥物管理局成立前，許多市面上販售的「健康藥水」都含有危險且高度成癮性的成分。

一八〇〇年代末，一間位於亞特蘭大的小型公司製造出一款藥水，以「補腦」和止痛劑的名義販售。原先的配方含有古柯鹼以及非洲可樂果的咖啡因成分。這款藥水充滿氣泡、帶著甜味，讓人一喝就上癮。經過十七年，可口可樂公司終於在一九〇三年將古柯鹼成分從配方中移除並停止宣稱有醫療效果。現今美國食品藥物管理局要求，藥廠必須先提供長期的臨床試驗結果才能批准藥物或藥品用於醫療行為。美國食品藥物管理局的批准程序是為了確保藥物的安全性和效用，但是由於開發藥物及臨床試驗的龐大成本，許多內在貨幣左右了新藥物核准的可能性。其中一個就是藥廠每次申請新藥許可時，付給管理局兩百一十萬美金的「使用者費用」。

根據塔夫茨藥品研究中心，一個新藥從設計發想至美國食品藥物管理局核准，藥廠需要自付十三億美金，不過該數字是最終獲得批准藥品的平均費用，不包含藥廠研究及開發卻沒審查通過的藥品。

富比世雜誌作家馬修・賀伯（Matthew Herper）將前十二大藥廠從一九九七年至二〇一一年的研究開發費用加總起來，發現他們花了八千零二十億美金來獲得一百三十九個藥品許可，等於一個藥品平均要價五十八億美金。[6]每個新藥都有為藥廠賺進數百億美金收益的潛力。由於這關係到如此龐大的利益，藥廠當然會無所不用其極試圖干預藥品批准流程，甚至將自己的人馬安插在美國食品藥物管理局的審查委員裡。

二〇〇五年十月，知名科學期刊《自然》發表了一項調查結果，對象是負責訂定服用新藥病患的治療和診斷等臨床規範的委員。他們發現有三分之一的撰述者跟藥廠有財務上的往來，高達七成的委員都是。在其中一個案例裡，委員裡所有的成員都收過藥廠的錢，最後一致推薦的藥物也正好是該藥廠製造的產品。[7]

一旦美國食品藥物管理局核准了新藥，藥廠的業務代表將快速向醫生推銷這些藥物，而醫生再將這些藥物開立給病患。如果有相當數量的病患服用藥物後死亡或出現嚴重健康問題，那麼管理局會再將危險藥物撤回。在多數案例中，藥廠早在藥物被撤回前已經荷包賺得滿滿，足夠賠償因藥物導致的永久性傷害或死亡訴訟。不過疫苗是個例外。以疫苗構成的傷害來說，美國政府會用納稅人的錢支付賠償，因為製藥產業對於疫苗訴訟享有免責權。這都要歸咎於一九八六年的《國家兒童疫苗傷害法案》。

每個能在美國購得的藥物都是治療與傷害兩相比較後的利弊分析結果。不幸的是，管理局批准藥物和藥廠干涉程序的黑幕卻鮮為人知。或許最令人意外的是管理局並沒有獨自進行藥物安全檢測，而是讓藥廠提供研究報告。國際頂尖科學期刊 PLoS Medicine 指出，二〇一三年有半數以上的臨床試驗都未曾發表過。[8]

以下是幾個近年來據說有實證、卻被撤回的美國食品藥物管理局核准藥物。止痛藥 Vioxx 曾賣到八千萬人手上，但後來卻被發現服用超過十八個月以上會提高兩倍心臟病發生的風險。為了推銷藥物，默克捏造了一份假的科學期刊，裡頭刊登了 Vioxx 的推薦文，作者都是請來的寫手，訴求對象是醫師。[9] 根據澳洲

Vioxx集體訴訟案裡的一段聲明，默克還訂定了一個黑名單，要「摧毀」、「打擊」、「抹黑」那些公開反對腸激躁症藥物Zelnorm的醫生。該藥物因病患會提高八倍罹患心臟病的機率而被撤回。[10]減肥藥Redux則是會導致病患在服用三個月後增加原發性肺動脈高壓症的發生機率，使病患肺動脈壓力超過特定值而增加心臟負擔。

癌症中心

從二〇〇五年至二〇一四年，癌症治療中心投入的廣告費用攀升三倍。光是二〇一四年，八百九十間癌症中心砸下了一億七千三百萬的廣告費，而有以半以上是由美國癌症中心買單。[11]多數美國癌症中心的電視或雜誌廣告喜歡以動之以情的方式說服觀眾，而非依靠事實根據，使得病患對治療抱持不切實際的幻想。一個近期的研究發現，一〇二個癌中心所刊登的四〇九個電視和雜誌廣告中，有八成五的廣告使用了具有誤導性的感性訴求，讓觀眾誤以為治療等同康復保證[12]，六成一的廣告則勾起病人想要活下去的慾望，一半的廣告包含病人的現身說法，有四成一的廣告將治療癌症形容為抗癌，而有三分之一的廣告被研究作者認為是「激發恐懼心理」。

百分之二十七的癌症治療中心廣告推銷癌症治療的好處，但是沒有任何廣告引用具體資料來佐證宣稱的內容。百分之五的廣告提到費用，但只有百分之二的廣告提供治療的客觀資訊或是一般治療結果及可能面臨的風險，例如生理折磨、財務困難、癌症復發以及治療失敗的可能性。

癌症治療重擊財力

多數人對於癌症治療沒預想過的副用作大概就是「傷荷包」。對於多數病患來說，一旦開始進行癌症治療後，他們勢必要進行多次回診、血液測試、電腦斷層掃描和ＰＥＴ掃描、手術、放療、化療、治療副作用的額外藥物、急診、住院費用、復健，還有整形手術，例如乳房重建、客製化假髮等。

這些零零總總加起來可是一筆龐大的數目。二〇一二年，美國食品藥物管理局十二個批准的藥物中有十一個售價每年超過十萬元。同一年，紀念斯隆—凱特琳癌症中心的醫師群起抗議，拒絕開立大腸癌藥物Zaltrap，因為它每個月要價超過一萬一千美金，而且效果沒有比一個月只有五千美金的Avastin顯著。為此

Zaltrap 的製造商調降了價格。這些正氣凜然的醫師勇敢對抗藥廠財團的行為值得嘉許，然而自此後新藥物價格卻依然不停成長。

癌症治療對於沒有健保的人來說是沉重的負擔，但就算有保險的人也可能散盡家財。癌症治療的總金額可能從數十萬至超過一百萬美金不等，病患的醫療債務從幾萬元到十幾萬美金也非罕事。病患罹癌無法工作更是讓財務的問題雪上加霜，問題可能不在於疾病本身，而是病患被告知要忍受令人痛苦不堪的治療，以便提高生存機率或是延長壽命。一個研究指出，一九九五年至二〇〇九年華盛頓州比其他州的癌症病患破產機率高出二點五倍，而年輕的癌症病患則比六十五歲病患高出二至五倍。[13]

根據二〇〇四年「醫療費固定樣本調查」，癌症病患必須自行負擔每年達一億三千萬美金的醫療費，沒有聯邦醫療健保。病患和他們的家人傾家蕩產、拿房子去抵押貸款、向朋友借錢、刷爆信用卡，只求新的一輪治療能治好他們或爭取更多時間。

癌症治療的兩難

放療和化療都有短時間內縮小腫瘤和減緩癌症的功能，但是多數病癌症復發後，將以更侵略性的速度成長，而病患必須忍受更激烈的治療手段，也開啟惡性循環。無數次的化療和放療程可能讓病患的癌症病情暫時獲得控制，但在過程中搞壞病患身體。最不幸但最常見的結果是，癌症病患開始對所有治療產生抗藥性，這時候病患只能選擇安寧病房，或是死馬當活馬醫，病患答應成為實驗性臨床試驗的白老鼠，而這種方式業界普遍稱為絕望治療。

到了這個階段，許多癌症病患早就身心俱疲、灰心喪志，受夠了折磨，已經沒有錢再嘗試別的治療。許多人陷入憂鬱，失去活下去的動力。那些尚有鬥志的人在醫生告訴他們「我們盡力了」之後開始尋求天然、非毒殺式替代療法當做最後手段。儘管機會渺茫，我認識許多癌症末期病人在被醫生宣判回天乏術、請他們回家乖乖等死後卻自己痊癒了。別小看希望的力量。

第十四章 等候室裡的大象

在今天的美國，五百三十七人中就有一人死於癌症，每年死亡人數超過五十八萬人。每天有六千人被診斷出罹癌，約莫一千五百人死於絕症。每年癌症奪走的性命比美國歷來戰爭死亡人數的總和還要多。癌症現在也是全世界的頭號殺手，每年帶走全球七百六十萬條人命。美國有近乎一半的男性和三分之一的女性可能在人生中罹患癌症。

二十世紀交替之際，美國人每一千五百人僅只一人死於癌症。到了一九五〇年代，癌症死亡率翻了三倍，化療也正式問世。二十年後，一九七一年十二月二十三日，美國總統尼克森在白宮簽署國家癌症法，正式向癌症宣戰。自此，五千億美金（因通膨調整過）的納稅人稅金投入了前途似錦的治療研究。不過人類抗癌未果，癌症死亡率仍一路攀升，在一九九一年站上顛峰：每十萬人就有兩百一十五個死亡案例。死亡率雖然之後開始下跌，但是原因跟癌症治療的進步毫無相關。讓我告訴你癌症界內最駭人的資訊，那便是自一九五〇年代化療問世後，美國的癌症整體死亡率只下滑了百分之五，而該數字是還包含了年齡和人口數的調整。如果我們以死亡率來作為評鑑人類進步的標準，那麼人類在過去六十年的時間裡幾乎毫無長進。如果真要說有什麼突破的話，最顯著的莫過於慢性骨髓性白血病、何杰金氏淋巴瘤、非何杰金氏淋巴瘤、睪丸癌和兒童白血病等的根除性治療，這些癌症疾病的十年生存率通常達八至九成，而這些例外也成了癌症產業經常提及的「活招牌」案例，而那構成百分之八十癌症案例的上皮細胞癌（實質固態瘤）治療卻毫無進展，死亡率居高不下。為何這樣一無斬獲的結果與醫療界宣稱的抗癌成就如此大相逕庭呢？

向來受惠於默克、輝瑞、禮來、阿斯利康和基因泰克等各大藥廠資金贊助的美國癌症協會在二〇一六年發表研究，分享一則好消息：癌症死亡率跟一九九一年的高峰比起來已下滑百分之二十三，預估拯救了一百七十萬條人命。這則消息傳遍全球，受到媒體盛讚並歸功於「癌症檢測的增加使得人們能盡早發現著手治療，為人類抗癌史寫下了新的里程碑」。不過這非事情全貌。

罪魁禍首

癌症整體死亡率比起一九九一年下滑百分之二十三，其主要原因是吸菸人口減少了，以及少部分由女性終止荷爾蒙替代療法所致。吸菸是癌症第一大主因，而肺癌又是第一大癌症死因。八成三的肺癌病患在確診後五年內死亡，保守估計一九九一年至二〇〇三年男性癌症死亡率跌幅達四成主要歸因於吸菸人口減少。[1] 第一大癌症死亡率銳減四成對於整體死亡率有重大影響，但是「早期發現和治療癌症新突破」卻攻佔了各大頭條版面。

另一個死亡率下降的原因是女性開始減少服用可能致癌的處方用藥。二〇〇二年，「女性健康關懷」發表了報告，說明女性若是服用 Prempro，一種結合黃體素和雌激素的荷爾蒙替代療法，將增加乳癌、心臟病和中風的發生機率。發表後一年，荷爾蒙替代療法使用率驟減。二〇〇一年有六千一百萬人服用荷爾蒙替代療法，這個數字到了二〇〇四年銳減三分之二至兩千一百萬。同一時間，新的乳癌病例下滑百分之八點六。[2]

二〇一五年的分析研究針對五十二項研究，發現更年期短期服用荷爾蒙替代療法與卵巢癌增加四成的發生率有正相關。雖然罹癌風險隨著病患停藥後開始下降，但是服用超過五年的女性即便十年後依然有較高的罹癌風險。[3]

幽靈生還者

跟據美國國立癌症研究所的美國癌症登記資料庫，所有癌症五年生存率總和自一九七五年後有四成的進步。

五年存活率的上升，也就是檢測癌症治療是否有效的標準，在報告研究上看似冠冕堂皇，但實際上在病患的世界裡卻一文不值。五年存活率不會區分無疾病存活期或有病生存。如果一名女性確診罹患乳癌，五年後還活著，那麼她就是成功的五年存活病患，不論她身上的癌症消失與否。即使她行動不便、臥病在床、無法自己進食、依靠生命維持器活著，她依然是成功的病患，就算只活超過一個月也是如此。但是如果她在五年內死於癌症治療的副作用，如手術併發症、醫院感染、藥物反應、化療毒性反應、器官衰竭，她也不會被列入癌症死亡人數，因為嚴格來說她的死因並非「癌症」。

我來說明為何充滿偏誤的五年存活率數據如此容易誤導民眾。如果十位女性在六十歲的年紀確診乳癌末期、在六十四歲離世，那麼她們的五年存活率為零。

如果同樣的女性在五十八歲確診、在六十四歲死亡，她們的五年存活率則為百分百。癌症檢測增加和早期發現或許提升了她們的五年存活率，但是他們依然在六十四歲時告別人世。這樣的資訊現象稱為「前導時間偏差」。不見得所有醫師都知道什麼是前導時間偏差，或該因素如何成為生存率遭到灌水的元兇。有研究發現，六十五位醫師中有高達五十四位醫師不了解前導時間偏差，而十一位自稱了解原因的醫師中只有兩位提供了正確的解釋。[4]

許多癌症病患沒有因為癌症治療技術進步而活得更久，他們只是比較早發現確診罷了。此外，不危及性命、不做治療也有緩解可能的初期癌症也被施以乳房腫塊切除、乳房切除手術、放療或是化療。其中一個例子是乳腺管原位癌，又稱乳房原位癌，這種第零期乳癌佔所有乳癌診斷的二至三成，而且十年存活率近乎百分百。一則確診乳腺管原位癌十萬名女性的研究發現，這些女性死於乳癌的機率與無乳癌跡象的女性並無二致，然而「多虧」現有的規範指引，每一百名確診非惡性癌症的病患中就有二十至三十名病患被施以惡性癌症治療。[5] 如同前導時間偏差，過度診斷也在提升五年存活率上扮演重要推手，卻在降低死亡率上沒有任何貢獻。

醫療界不願面對的真相就是癌症產業無法治好多數癌症，從癌症死亡率過去六十年卡關、癌症產業不停拿解釋空間很大的五年存活率來說嘴，以及將吸菸人口減少帶來的死亡率下滑歸功於該產業貢獻，無一不是對癌症治療現況最大的控訴。除上述原因之外，沒有合理的解釋能說明如此大規模操弄數據資訊的目的。癌症產業繼續「發現並成功治好」那些本來就沒有性命疑慮的癌症，卻同時對危及性命的惡性癌症束手無策。如果戰勝癌症意味根治癌症，那麼癌症產業絕對是屢戰屢敗。

雖然過度診斷和過度治療引發諸多問題，近來卻有逆轉的趨勢。使用化療治療初期乳癌的案例逐漸減少，一則研究針對三千名左右初期乳癌病例的女性以及五百名治療她們的醫師，發現採用化療的比例從二〇一三年的百分之三十四點五到了二〇一五年下滑至二十一點三。[6]

二〇一六年八月出現了一則突破性的重大研究，跨國臨床試驗 MINDACT 第三期實驗的結果證實，近乎一半的初期乳癌病患一直在接受不必要的治療。研究使用一種名為 MammaPrint 的基因檢測來測試病人術後乳癌復發的機率。在超過三千三百名依照目前治療標準被評為高風險復發族群的病患中，MammaPrint 的基因檢測成功減少了四成六的化療病患。被列為高風險族群卻在 MammaPrint 檢測中判定為低風險的病患如果沒有接受化療，有高達九成五的機率能享有五年存活率以及無遠處轉移的跡象。[7]

比起當時決定拿回健康主導權、勇敢踏上治療旅程的我，身為讀者的你現在知道更多關於癌症產業的秘辛。二〇〇四年一月，當時我手邊僅只一本關於抗癌成功的書籍，而作者在書裡幾乎沒有提供任何科學實證來佐證自己的說法。即便如此，徹底改變人生、找到癌症根源以及力求完全康復的訊息仍深深打動了我。在各種資訊數據不足的情況下，我憑著直覺和信念做出了人生最重大的決定。

雖然我對癌症產業頗有微詞，但是我並不反對醫生或化療，我只是選擇站在有益生命、健康或康復的那一邊。任何可以促進健康或痊癒的策略或療法都值得一試，任何可能帶來風險、弊大於利、治療成功機率微乎其微的方法都應該三思而後行。

雖然我點出了傳統癌症產業諸多的問題、弊病和陋習，我無意說服任何人放棄傳統治療，而是讓人在做出決定前享有完整的資訊，以便做出最佳決定。

後記

生命是充滿屏障、路障、意外插曲和奇蹟的旅程。有時你會發現自己身旁有夥伴同行，有時你必須與心愛的人分開，獨自踏上旅程。有時你們的路會在旅途中相互交叉，有時不會。有時你發現自己走上錯誤的方向，必須回頭，有時則必須放棄原本的道路，另闢新徑。

在美國詩人羅伯・佛洛斯特的詩作《未行之路》中，他說「我選了一條人跡稀少的行走，結果後來的一切都截然不同」。在我體現詩句的過程中，我發現選擇受歡迎的那條路，也就是傳統的道路非常誘人，因為簡直易如反掌。

如果選擇傳統的癌症治療，我只需要按時出現、被動接受即可，還能得到醫師許可，保持原來的生活，繼續維持令我生病的作息。化療把神裝在箱子裡，我可能因為化療好轉或惡化，但是選擇權不在我身上。我極度想要跳上傳統治療的列車，放棄生命的主導權，當個聽話的乘客就好。對於檢視生命、坦然面對自己的缺陷、承認過錯，我的確有百般的不願。出於自尊，我也只想相信我沒有做錯任何事，我只是個不幸被癌症病魔挑上的倒楣鬼。我無意勸退大家接受傳統治療或化療，只是想表達傳統醫療不適合我的原因。

選擇另一條道路，也就是佛洛斯特口中荒草叢生、人跡罕至的道路，是個艱難的決定。我知道那過程很孤單，不曉得這條路會通往何處，但我知道充滿挑戰的過程會讓我更堅強、更睿智。在我內心深處，我知道這條路是對的。雖然獨排眾議，我確信這是自己要走的道路。我不喜歡當時的自己，也不想改變。但是我知道為了活下去，我必須調整。我張開手，毅然面對失敗、未知、死亡和冒險的恐懼。我享受活著的快感，以及自行選擇生死的自由。我充滿力量。一旦我決定信靠神，踏入未知後，我瞬間獲得了平靜。如果我走出未知的叢林，我就能給他人指引道路。

或許此刻的你正站在人生的十字路口，與恐懼和疑惑奮戰、深感挫折，試圖在沒有夠好的選擇或保證下做出決定。也許你的直覺告訴你，要做出有別於他人的決定，但是你可能苦於來自他人的批判或反對，而不敢放手一搏，又或者你害怕失敗，抑或是你認為自己不值得擁有健康、成功或快樂。相信我，你有絕對有資格。現在開始告訴自己，你絕對有資格獲得幸福，以鼓勵代替苛責自己。你的思想和行動會創造你的現實和未來，因此改變想法和行動能改變人生方向。

這是你的人生旅程，你是掌舵者，也是人生故事的導演。別讓任何人逼你做出草率匆忙的決定，也別做出你認為不合理的事情，別讓任何人偷走主導權，也別讓任何人以恐懼操控你。不要因恐懼，而是憑藉事實和信念做出決定。傾聽自己的直覺和第六感。傾聽神的聲音。禱告、放開心胸、尋求神的協助、請求提示和指引。請神給你指示，讓你知道下一步要採用的方法跟方向。信念和存疑都是一種抉擇。選擇信念吧，唯有如此你才有勇氣和力量。你或許會恐懼，但是沒了恐懼，勇氣也將不存在。勇氣是儘管害怕、仍大步向前邁進的決定。沒有恐懼帶來的黑暗，哪來勇氣照亮的光明呢？現在是開啟康復旅程的第一步。只要你勇敢踏出第一步……願你凡事興旺、身體健壯，靈魂興盛。

參考資料

如果各位想要看更多參考資料與抗癌成功人士的訪談、社群、實用連結和更多內容等，請造訪 www.chrisbeatcancer.com/bookresources

註釋

第1章

1. University of Chicago Medicine, "Evidence Mounts for Link Between Opioids and Cancer Growth," UChicago Medicine (Mar 2012). http://www. uchospitals.edu/news/2012/20120321-opioid.html (accessed Apr 2018).
2. Jay Soong-Jin Lee et al, "New Persistent Opioid Use Among Patients with Cancer After Curative-Intent Surgery," Journal of Clinical Oncology 35.36 (Oct 2017): 4042–49. http://ascopubs.org/doi/abs/10.1200/JCO.2017.74.1363 (accessed Apr 2018).
3. The American Cancer Society Medical and Editorial Content Team, "Survival Rates for Colorectal Cancer, by Stage," The American Cancer Society (Feb 2018). https://www.cancer.org/cancer/colon-rectal-cancer/detectiondiagnosis- staging/survival-rates.html (accessed Apr 2018).
4. Christopher H. Lieu et al, "Association of Age with Survival in Patients with Metastatic Colorectal Cancer: Analysis from the ARCAD Clinical Trials Program," Journal of Clinical Oncology 32.27 (Sep 2014): 2975–82. https://www.ncbi.nlm.nih.gov/pmc/articles/PMC4809210/ (accessed Apr 2018).
5. Robert Preidt, "Colon Cancer Hits Younger Adults Especially Hard, Study Finds," HealthDay (Oct 2013). https://consumer.healthday.com/seniorcitizen-information-31/misc-aging-news-10/colon-cancer-hits-youngeradults-especially-hard-study-fi nds-680634.html (accessed Apr 2018).
6. National Cancer Institute, "Colon Cancer Treatment (PDQ®)–Health Professional Version," NIH (Apr 2018). https://www.cancer.gov/types/colorectal/hp/colon-treatment-pdq#section/all (accessed Apr 2018).
7. Chang Hyun Kim et al, "Prognostic Comparison Between Number and Distribution of Lymph Node Metastases in Patients with Right-Sided Colon Cancer," Annals of Surgical Oncology 21.4 (Apr 2014): 1361–68. https://link. springer.com/article/10.1245/s10434-013-3426-3 (accessed Apr 2018).
8. Robert Preidt, "Colon Cancer's Location May Be Factor in Survival," WebMD (2015). https://www.webmd.com/colorectal-cancer/news/20150224/coloncancers-location-may-be-factor-in-survival (accessed Apr 2018).
9. Fausto Petrelli et al, "Prognostic Survival Associated with Left-Sided vs Right-Sided Colon Cancer: A Systematic Review and Meta-Analysis," JAMA Oncology 3.2 (Oct 2017): 211–19. https://www.ncbi.nlm.nih.gov/pubmed/27787550 (accessed Apr 2018).

第2章

1. Rosalie A. David and Michael R. Zimmerman, "Cancer: An Old Disease, a New Disease or Something in Between?" Nature Reviews Cancer 10.10 (Oct 2010): 728–33. https://www.ncbi.nlm.nih.gov/pubmed/20814420 (accessed Apr 2018).
2. William H. Goodson et al, "Assessing the Carcinogenic Potential of Low-Dose Exposures to Chemical Mixtures in the Environment: The Challenge Ahead," Carcinogenesis 36.1 (Jun 2015): S254–96. https://www.ncbi.nlm.nih. gov/pmc/articles/PMC4480130/ (accessed Apr 2018).
3. International Agency for Research on Cancer, "IACRC: Diesel Engine Exhaust Carcinogenic," World Health Organization (Jun 2012). http://www.iarc.fr/en/media-centre/pr/2012/pdfs/pr213_E.pdf (accessed Apr 2018).
4. Jeffrey Switchenko et al, "Resolving Uncertainty in the Spatial Relationships Between Passive Benzene Exposure and Risk of Non-Hodgkin Lymphoma," Cancer Epidemiology 41 (Jul 2016): 139–51. https://www.ncbi.nlm.nih.gov/pmc/articles/PMC4946246/ (accessed Apr 2018).
5. Goodson, "Assessing the Carcinogenic Potential."
6. Michael J. McGinnis and William H. Foege, "The Immediate vs. the Important," JAMA 291.10 (Mar 2004): 1263–64. https://jamanetwork.com/journals/jama/article-abstract/198333 (accessed Apr 2018).
7. Michael J. McGinnis and William H. Foege, "Actual Causes of Death in the United States," JAMA 270.18 (Nov 1993): 2207–12. https://jamanetwork. com/journals/jama/article-abstract/409171?redirect=true (accessed Apr 2018).
8. Song Wu et al, "Substantial Contribution of Extrinsic Risk Factors to Cancer Development," Nature 529.7584 (Jan 2016): 43–47. https://www.nature.com/articles/nature16166 (accessed Apr 2018).
9. Doug Irving, "Chronic Conditions in America: Price and Prevalence," RAND Review (Jul 2017). https://www.rand.org/blog/rand-review/2017/07/chronicconditions-in-america-price-and-prevalence.html (accessed Apr 2018).
10. Paul D. Loprinzi et al, "Healthy Lifestyle Characteristics and Their Joint Association with Cardiovascular Disease Biomarkers in USAdults," Mayo Clinic Proceedings 91.4 (Apr 2016): 432–42. http://www.mayoclinicproceedings.org/article/S0025-6196%252816%252900043-4/abstract (accessed Apr 2018).
11. Julie Beck," Less Than 3 Percent of Americans Live a 'Healthy Lifestyle,'" The Atlantic (Mar 2016). https://www.theatlantic.com/health/archive/2016/03/less-than-3-percent-of-americans-live-a-healthy-lifestyle/475065/ (accessed Apr 2018).
12. Seung Hee Lee-Kwan et al, "Disparities in State-Specifi c Adult Fruit and Vegetable Consumption—United States, 2015," MMWR 66.45 (Nov 2017): 1241–47. https://www.cdc.gov/mmwr/volumes/66/wr/mm6645a1.htm (accessed Apr 2018).
13. Michael Greger, "Calculate Your Healthy Eating Score," Nutrition Facts (Aug 2011). https://nutritionfacts.org/video/calculate-your-healthy-eating-score/(accessed Apr 2018).
14. M. F. McCarty, "Proposal for a Dietary Phytochemical Index," Medical Hypotheses 63.5 (2004): 813–17. https://www.ncbi.nlm.nih.gov/pubmed/15488652 (accessed 2018).
15. National Cancer Institute, Epidemiology and Genomics Research Program, "Sources of Energy among the U.S. Population, 2005–06," Epidemiology and Genomics Research Program. National Cancer Institute (Updated April 2016). http://epi.grants.cancer.gov/diet/foodsources/energy/ (accessed April 2018).
16. Anette Christ et al, "Western Diet Triggers NLRP3-Dependent Innate Immune Reprogramming," Cell 172.1–2 (Jan 2018): 162–75.e14. http://www.cell.com/cell/abstract/S0092-8674(17)31493-9 (accessed Apr 2018).
17. Thibault Fiolet et al, "Consumption of Ultra-Processed Foods and Cancer Risk: Results from NutriNet-Santé Prospective Cohort," BMJ 360 (Feb 2018): k322. https://www.bmj.com/content/360/bmj.k322 (accessed Apr 2018).

18. Allison M. Hodge et al, "Consumption of Sugar-Sweetened and Artifi cially Sweetened Soft Drinks and Risk of Obesity-Related Cancers," Public Health Nutrition (Feb 2018): 1–9. https://www.cambridge.org/core/journals/publichealth-nutrition/article/consumption-of-sugarsweetened-and-artifi ciallysweetened-soft-drinks-and-risk-of-obesityrelated-cancers/14DB5E8634853560 209984B07CED68B1 (accessed Apr 2018).
19. Noelle K. LoConte et al, "Alcohol and Cancer: A Statement of the AmericanSociety of Clinical Oncology," Journal of Clinical Oncology 36.1 (Jan 2018): 83–93. https://www.ncbi.nlm.nih.gov/pubmed/29112463 (accessed Apr 2018).
20. "Millennials 'set to be fattest generation,'" BBC News (Feb 2018). http://www.bbc.com/news/health-43195977 (accessed Apr 2018).
21. Centers for Disease Control and Prevention, "Behavioral Risk Factor Surveillance System," CDC (reviewed Mar 2018). https://www.cdc.gov/brfss/ (accessed Apr 2018).
22. Brooke C. Steele et al, "Vital Signs: Trends in Incidence of Cancers Associated with Overweight and Obesity—United States, 2005–2014," Morbidity and Mortality Weekly Report 66.39 (Oct 2017): 1052–58. https://www.cdc.gov/mmwr/volumes/66/wr/mm6639e1.htm (accessed Apr 2018).
23. Béatrice Lauby-Secretan et al, "Body Fatness and Cancer—Viewpoint of theIARC Working Group," The New England Journal of Medicine 375.8 (Aug 2016): 794–98. http://www.nejm.org/doi/full/10.1056/NEJMsr1606602 (accessed Apr 2018).
24. American Association for Cancer Research, "High body fat levels associated with increased breast cancer risk in women with normal BMI," ScienceDaily (Jan 2018) www.sciencedaily.com/releases/2018/01/180126085442.htm (accessed Apr 2018).
25. D. Chakraborty et al, "Fibroblast Growth Factor Receptor is a Mechanistic Link Between Visceral Adiposity and Cancer," Oncogene 36.48 (Nov 2017): 6668–79. https://www.ncbi.nlm.nih.gov/pubmed/28783178 (accessed Apr 2018).
26. C. Stephen et al, "Association of Leisure-Time Physical Activity with Risk of 26 Types of Cancer in 1.44 Million Adults," JAMA Internal Medicine 176.6 (Jun 2016): 816–25. https://www.ncbi.nlm.nih.gov/pubmed/27183032 (accessed Apr 2018).
27. Rachel Rettner, "Exercise May Reduce the Risk of These 13 Cancers," LiveScience (May 2016). https://www.livescience.com/54749-exercise-reducescancer-risk.html (accessed Apr 2018).
28. Center for Nutrition Policy and Promotion, "Nutrient Content of the U.S. Food Supply, 1909–2010," United States Department of Agriculture (Mar 2014). https://www.cnpp.usda.gov/USFoodSupply-1909-2010 (accessed Apr 2018).
29. Michael F. Jacobson, "Carcinogenicity and Regulation of Caramel Colorings," International Journal of Occupational and Environmental Health 18.3 (Jul–Sep 2012): 254–59. https://www.ncbi.nlm.nih.gov/pubmed/23026009 (accessed Apr 2018).
30. Rudolf Kaaks, "Nutrition, Insulin, IGF-1 Metabolism and Cancer Risk: ASummary of Epidemiological Evidence," Novartis Foundation Symposium 262 (2004): 247–60. https://www.ncbi.nlm.nih.gov/pubmed/15562834 (accessed Apr 2018).
31. Samuel S. Epstein, "Re: Role of the Insulin-Like Growth Factors in Cancer Development and Progression," Journal of the National Cancer Institute 93.3 (Feb 2001): 238. https://academic.oup.com/jnci/article/93/3/238/2909702 (accessed Apr 2018).
32. American Institute for Cancer Research, "AICR's Foods That Fight Cancer: Whole Grains," AICR. http://www.aicr.org/foods-that-fi ght-cancer/wholegrains. html (accessed Apr 2018).
33. Celine Gasnier et al, "Glyphosate-Based Herbicides Are Toxic and Endocrine Disruptors in Human Cell Line," Toxicology 262 (Aug 2009): 184–91. https://www.ncbi.nlm.nih.gov/pubmed/19539684 (accessed Apr 2018).
34. Anthony Samsel and Stephanie Seneff, "Glyphosate, Pathways to Modern Diseases II: Celiac Sprue and Gluten Intolerance," Interdisciplinary Toxicology 6.4 (Dec 2013): 159–84. https://www.ncbi.nlm.nih.gov/pmc/articles/PMC3945755/ (accessed Apr 2018).
35. Paolo Bofetta, Enzo Merler, and Harri Vainio, "Carcinogenicity of Mercury and Mercury Compounds," Scandinavian Journal of Work, Environment & Health 19.1 (Feb 1993): 1–7. https://www.jstor.org/stable/i40043315 (accessed Apr 2018).
36. Environmental Working Group, "First Ever U.S. Tests of Farmed Salmon Show High Levels of Cancer-Causing PCBs," EWG (Jul 2003). https://www.ewg.org/news/news-releases/2003/07/30/fi rst-ever-us-tests-farmed-salmonshow-high-levels-cancer-causing-pcbs#.WnDIWiPMw_M (accessed Apr 2018).
37. Mary E. Cogswell et al, "Sodium and Potassium Intakes Among US Adults: NHANES 2003-2008," American Journal of Clinical Nutrition 96.3 (Jul 2012): 647–57. https://www.ncbi.nlm.nih.gov/pmc/articles/PMC3417219/ (accessed Apr 2018).
38. Center for Nutrition Policy and Promotion, "Nutrient Content of the U.S. Food Supply, 1909-2010."
39. International Agency for Research on Cancer, "Section of Infections—Infections and Cancer Biology Group," World Health Organization (2018). https://www.iarc.fr/en/research-groups/ICB/index.php (accessed Apr 2018).
40. 4Jeffrey I. Cohen, "Epstein-Barr Virus Vaccines," Clinical & Translational Immunology 4.32 (Jan 2015): 1–6. http://www.nature.com/cti/journal/v4/n1/full/cti201427a.html (accessed Apr 2018).
41. Stephen Starko Francis et al, "In Utero Cytomegalovirus Infection and Development of Childhood Acute Lymphoblastic Leukemia," Blood 129.12 (Mar 2017): 1680–84. https://www.ncbi.nlm.nih.gov/pmc/articles/PMC5364339/ (accessed Apr 2018).
42. "91% of Women Do Not Know about CMV," National CMV Foundation. (2018). https://www.nationalcmv.org/home.aspx (accessed Apr 2018).
43. U.S. Department of Agriculture, "Bovine Leukosis Virus (BLV) on U.S. Dairy Operations, 2007," USDA (2008). https://www.aphis.usda.gov/animal_ health/nahms/dairy/downloads/dairy07/Dairy07_is_BLV.pdf (accessed Apr2018).
44. Gertrude Case Buehring et al, "Humans Have Antibodies Reactive with Bovine Leukemia Virus," AIDS Research and Human Retroviruses 19.12 (Dec 2003): 1105–13. https://www.ncbi.nlm.nih.gov/pubmed/14709247 (accessed Apr 2018).
45. Gertrude Case Buehring et al, "Exposure to Bovine Leukemia Virus Is Associated with Breast Cancer: A Case-Control Study," PLoS ONE 10.9 (Sep 2015): e0134304. http://journals.plos.org/plosone/article?id=10.1371/journal.pone.0134304%20 (accessed Apr 2018).
46. Gertrude Case Buehring et al, "Bovine Leukemia Virus DNA in Human Breast Tissue," Emerging Infectious Diseases 20.5 (May 2014): 772–82. https://www. ncbi.nlm.nih.gov/pmc/articles/PMC4012802/ (accessed Apr 2018).
47. Buehring, "Exposure to Bovine Leukemia Virus Is Associated with Breast Cancer: A Case-Control Study."
48. D. C. Wilcox et al, "The Okinawan Diet: Health Implications of a Low- Calorie, Nutrient-Dense, Antioxidant-Rich Dietary Pattern Low in Glycemic Load," The Journal of the American College of Nutrition 28 (Aug 2009): 500–16. https://www.ncbi.nlm.nih.gov/pubmed/20234038 (accessed Apr 2018).
49. International Agency for Research on Cancer, "GLOBOCAN 2012: Estimated Cancer Incidence, Mortality and Prevalence Worldwide in 2012," World Health Organization (2012). http://globocan.iarc.fr (accessed Apr 2018).
50. S. J. O'Keefe et al. "Why Do African Americans Get More Colon Cancer Than Native Africans?" Journal of Nutrition 131.1 (Jan 2007): 175–82. https://www.ncbi.nlm.nih.gov/pubmed/17182822 (accessed Apr 2018).

第四章

1. William W. Li et al, "Tumor Angiogenesis as a Target for Dietary Cancer Prevention," Journal of Oncology 2012 (Jul 2011): 1–23. https://www.hindawi.com/journals/jo/2012/879623/ (accessed Apr 2018).
2. Jie Sun et al, "Antioxidant and Antiproliferative Activities of Common Fruits," Journal of Agricultural and Food Chemistry 50.25 (Dec 2002): 7449–54. https://www.ncbi.nlm.nih.gov/pubmed/12452674 (accessed Apr 2018).
3. Katherine M. Weh, Jennifer Clarke, and Laura A. Kresty, "Cranberries and Cancer: An Update of Preclinical Studies Evaluating the Cancer Inhibitory Potential of Cranberry and Cranberry Derived Constituents," Antioxidants 5.3 (Aug 2016): 27. https://www.ncbi.nlm.nih.gov/pmc/articles/PMC5039576/ (accessed Apr 2018).
4. Navindra P. Seeram et al, "Total Cranberry Extract versus Its Phytochemical Constituents: Antiproliferative and Synergistic Effects against Human Tumor Cell Lines," Journal of Agricultural and Food Chemistry 52.9 (Apr 2004): 2512–17. https://pubs.acs.org/doi/abs/10.1021/jf0352778 (accessed Apr 2018).
5. Lisa S. McAnulty et al, "Effect of Blueberry Ingestion on Natural Killer Cell Counts, Oxidative Stress, and Infl ammation Prior To and After 2.5 H of Running," Applied Physiology, Nutrition, and Metabolism 36.6 (Nov 2011): 976–84. http://www.nrcresearchpress.com/doi/abs/10.1139/h11-120#. Ws0H47CG-hc (accessed Apr 2018).
6. Gordon J. McDougall, "Extracts Exert Different Antiproliferative Effects against Cervical and Colon Cancer Cells Grown in Vitro," Journal of Agricultural and Food Chemistry 56.9 (Apr 2008): 3016–23. https://www.ncbi. nlm.nih.gov/pubmed/18412361 (accessed Apr 2018).
7. Marie E. Olsson et al, "Antioxidant Levels and Inhibition of Cancer Cell Proliferation In Vitro by Extracts from Organically and Conventionally Cultivated Strawberries," Journal of Agricultural and Food Chemistry 54.4 (Feb 2006): 1248–55. https://www.ncbi.nlm.nih.gov/pubmed/16478244 (accessed Apr 2018).
8. Chen, Tong et al, "Randomized Phase II Trial of Lyophilized Strawberries in Patients with Dysplastic Precancerous Lesions of the Esophagus," Cancer Prevention Research 5.1 (Jan 2012): 41–50. https://www.ncbi.nlm.nih.gov/pubmed/22135048 (accessed Apr 2018).
9. Brian S. Shumway et al, "Effects of a Topically Applied Bioadhesive Berry Gel on Loss of Heterozygosity Indices in Premalignant Oral Lesions," Cancer Prevention Research 14.8 (Nov 2008): 2421–30. https://www.ncbi.nlm.nih. gov/pmc/articles/PMC3498466/ (accessed Apr 2018).
10. C. Ngamkitidechakul et al, "Antitumour Effects of Phyllanthus emblica L.: Induction of Cancer Cell Apoptosis and Inhibition of In Vivo Tumour Promotion and In Vitro Invasion of Human Cancer Cells," Phytotherapy Research 24.9 (Sep 2010): 1405–13. https://www.ncbi.nlm.nih.gov/pubmed/20812284 (accessed Apr 2018).
11. Muhammad S. Akhtar, "Effect of Amla Fruit (Emblica offi cinalis Gaertn.) on Blood Glucose and Lipid Profi le of Normal Subjects and Type 2 Diabetic Patients," International Journal of Food Sciences and Nutrition 62.6 (Apr 2011): 609-616. https://www.ncbi.nlm.nih.gov/pubmed/21495900 (accessed Apr 2018).
12. Dominique Boivin et al, "Antiproliferative and Antioxidant Activities of Common Vegetables: A Comparative Study," Food Chemistry 112.2 (Jan 2009): 374–80. https://www.sciencedirect.com/science/article/pii/S0308814608006419 (accessed Apr 2018).
13. Yi-Fang Chu et al, "Antioxidant and Antiproliferative Activities of Common Vegetables," Journal of Agricultural and Food Chemistry 50.23 (Dec 2002): 6910–16. https://www.researchgate.net/publication/8665499_Antioxidant_and_Antiproliferative_Activities_of_Common_Vegetables (accessed Apr 2018).
14. Cai-Xia Zhang et al, "Greater Vegetable and Fruit Intake Is Associated with a Lower Risk of Breast Cancer Among Chinese Women," International Journal of Cancer 125.1 (Jul 2009): 181 –88. (Zhang) https://www.ncbi.nlm.nih.gov/pubmed/19358284 (accessed Apr 2018).
15. Victoria A. Kirsh et al, "Prospective Study of Fruit and Vegetable Intake and Risk of Prostate Cancer," Journal of the National Cancer Institute 99.15 (Aug 2007): 1200–1209. https://www.ncbi.nlm.nih.gov/pubmed/17652276 (accessed Apr 2018).
16. Shiuan Chen et al, "Anti-Aromatase Activity of Phytochemicals in White Button Mushrooms (Agaricus bisporus)," Cancer Research 66.24 (Dec 2006): 12026–34. https://www.ncbi.nlm.nih.gov/pubmed/17178902 (accessed Apr 2018).
17. Sang Chul Jeong, Sundar Rao Koyyalamudi, and Gerald Pang, "Dietary Intake of Agaricus bisporus White Button Mushroom Accelerates Salivary Immunoglobulin A Secretion in Healthy Volunteers," Nutrition 28.5 (May 2012): 527–31. http://www.nutritionjrnl.com/article/S0899-9007(11)00302-9/abstract (accessed Apr 2018).
18. N. N. Miura et al, "Blood Clearance of (1-->3)-beta-D-glucan in MRL lpr/lpr Mice., FEMS Immunology and Medical Microbiology 13.1 (Feb 1996): 51–57. https://www.researchgate.net/publication/14384731_Blood_clearance_of_1--3-beta-D-glucan_in_MRL_lprlpr_mice (accessed Apr 2018).
19. David C. Nieman, "Exercise Effects on Systemic Immunity," Immunology and Cell Biology 78.5 (Oct 2000): 496–501. https://www.researchgate.net publication/274166266_Exercise_effects_on_systemic_immunity (accessed Apr 2018).
20. Min Zhang et al, "Dietary Intakes of Mushrooms and Green Tea Combine to Reduce the Risk of Breast Cancer in Chinese Women," International Journal of Cancer 124.6 (Mar 2008): 1404–8. https://www.ncbi.nlm.nih.gov/pubmed/19048616 (accessed Apr 2018).
21. Amanda Hutchins-Wolfbrandt and Anahita M. Mistry, "Dietary Turmeric Potentially Reduces the Risk of Cancer," Asian Pacifi c Journal of Cancer Prevention 12.12 (Jan 2011): 3169–73. https://www.researchgate.net/publication/223984006_Dietary_Turmeric_Potentially_Reduces_the_Risk_of_Cancer (accessed Apr 2018).
22. S. Bengmark, M., D. Mesa, and A. Gil, "Plant-Derived Health: The Effects of Turmeric and Curcuminoids," Nutrición Hospitalaria 24.3 (May–Jun 2009): 273–81. https://www.ncbi.nlm.nih.gov/pubmed/19721899 (accessed Apr 2018).
23. Noor Hasima and Bharat B. Aggarwal, "Cancer-Linked Targets Modulated by Curcumin," International Journal of Biochemistry and Molecular Biology 3.4 (Dec 2012): 328–51. https://www.ncbi.nlm.nih.gov/pmc/articles/PMC3533886 (accessed Apr 2018).
24. Bharat B. Aggarwal, A. Kumar, and A. C. Bharti, "Anticancer Potential of Curcumin: Preclinical and Clinical Studies," Anticancer Research 23.1a (Jan–Feb 2003): 363–98. https://www.ncbi.nlm.nih.gov/pubmed/12680238 (accessed Apr 2018).
25. Christopher D. Lao et al, "Dose Escalation of a Curcuminoid Formulation," BMC Complementary and Alternative Medicine 6:10 (Feb 2006). https://www. researchgate.net/publication/7234027_Dose_escalation_of_a_curcuminoid_formulation_BMC_Complement_Altern_Med_610 (accessed Apr 2018).
26. Subash C. Gupta, Sridevi Patchva, and Bharat B. Aggarwal, "Therapeutic Roles of Curcumin: Lessons Learned from Clinical Trials," The AAPS Journal 15.1 (Jan 2013): 195–218. https://www.ncbi.nlm.nih.gov/pmc/articles/PMC3535097/ (accessed Apr 2018).
27. Abbas Zaidi, Maggie Lai, and Jamie Cavenagh, "Long-Term Stabilisation of Myeloma with Curcumin," BMJ Case Reports 2017 (Apr 2017). http://casereports.bmj.com/content/2017/bcr-2016-218148.abstract (accessed Apr 2018).
28. Guido Shoba et al, "Infl uence of Piperine on the Pharmacokinetics of Curcumin in Animals and Human Volunteers," Planta Medica 64.4 (May 1998): 353–56. https://www.ncbi.nlm.nih.gov/pubmed/96191201 (accessed Apr 2018).
29. I. Savini et al, "Origanum vulgare Induces Apoptosis in Human Colon Cancer Caco2 Cells," Nutrition and Cancer 61.3 (Feb 2009): 381–89. https://www.researchgate.net/publication/24284438_Origanum_Vulgare_Induces_Apoptosis_in_Human_Colon_Cancer_Caco_2_Cells (accessed Apr 2018).
30. Ladislav Vaško et al, "Comparison of Some Antioxidant Properties of Plant Extracts from Origanum vulgare, Salvia offi cinalis, Eleutherococcus senticosus and Stevia rebaudiana," In Vitro Cellular & Developmental Biology—Animal 50.7 (Aug 2014): 614–22. https://www.ncbi.nlm.nih.gov/pubmed/24737278 (accessed Apr 2018).

31. Federation of American Societies for Experimental Biology (FASEB), "Component of Pizza Seasoning Herb Oregano Kills Prostate Cancer Cells," ScienceDaily (Apr 2012). www.sciencedaily.com/releases/2012/04/120424162224.htm (accessed Apr 2018).
3332. National Cancer Institute, "Garlic and Cancer Prevention," (Jan 2008). https://www.cancer.gov/about-cancer/causes-prevention/risk/diet/garlic-factsheet (accessed Apr 2018).
Shunsuke Kimura, "Black Garlic: A Critical Review of Its Production, Bioactivity, and Application," Journal of Food and Drug Analysis 25.1 (Jan 2017): 62–70. https://www.sciencedirect.com/science/article/pii/S1021949816301727 (accessed Apr 2018).
34. Ruth Clark and Seong-Ho Lee, "Anticancer Properties of Capsaicin Against Human Cancer," Anticancer Research 36.3 (Feb 2016): 837–43. http://ar.iiarjournals.org/content/36/3/837.abstract (accessed Apr 2018).
35. 3Kristin L. Kamerud, Kevin A. Hobbie, and Kim A. Anderson. "Stainless Steel Leaches Nickel and Chromium into Foods During Cooking." Journal of Agriculture and Food Chemistry 61.39 (Aug 2013): 9495–501. https://pubs.acs. org/doi/abs/10.1021/jf402400v (accessed Apr 2018).
36. Dugald Seely et al, "In Vitro Analysis of the Herbal Compound Essiac." Anticancer Research 27.6b (Nov–Dec 2007): 3875–82. https://www.ncbi.nlm. nih.gov/pubmed/18225545 (accessed Apr 2018).
37. Yan Sun et al, "Immune Restoration and/or Augmentation of Local Graftversus Host Reaction by Traditional Chinese Medicinal Herbs," Cancer 52.1 (Jul 1983): 70–73. https://www.ncbi.nlm.nih.gov/pubmed/6336578 (accessed Apr 2018).
3938. Yan San et al, "Herbaline—(Special Spice)," Jason Winters International. https://sirjasonwinters.com/scientifi c-documentation-herbalene/ (accessed Apr 2018).
Jian-Ming Lü et al, "Molecular Mechanisms and Clinical Applications of Nordihydroguaiaretic Acid (NDGA) and Its Derivatives: An Update," Medical Science Monitor 16.5 (Aug 2010): RA93–100. https://www.ncbi.nlm.nih.gov/pmc/articles/PMC2927326/ (accessed Apr 2018).
40. Xiaoxia Li et al, "A Review of Recent Research Progress on the Astragalus Genus," Molecules 19.11 (Nov 2014): 18850–80. https://www.ncbi.nlm.nih.gov/pubmed/25407722 (accessed Apr 2018).
41. Arash Khorasani Esmaeili et al, "Antioxidant Activity and Total Phenolic and Flavonoid Content of Various Solvent Extracts from In Vivo and In Vitro Grown Trifolium pratense L. (Red Clover)," BioMed Research International 2015 (Apr 2015): 643285. https://www.hindawi.com/journals/bmri/2015/643285/ (accessed Apr 2018).
42. Yun Wang et al, "The Red Clover (Trifolium pratense) Isofl avone Biochanin A Inhibits Aromatase Activity and Expression," British Journal of Nutrition 99.2 (May 2008): 303–10. https://www.researchgate.net/publication/6079305_The_red_clover_Trifolium_pratense_isofl avone_biochanin_A_inhibits_aromatase_activity_and_expression (accessed Apr 2018).
43. 4Pamela Ovadje et al, "Dandelion Root Extract Affects Colorectal Cancer Proliferation and Survival Through the Activation of Multiple Death Signalling Pathways," Oncotarget 7.45 (Nov 2016): 73080–100. https://www.ncbi.nlm.nih.gov/pmc/articles/PMC5341965/ (accessed Apr 2018).
44. 4Sophia C. Sigstedt et al, "Evaluation of Aqueous Extracts of Taraxacumoffi cinale on Growth and Invasion of Breast and Prostate Cancer Cells," International Journal of Oncology 32.5 (May 2008): 1085–90. https://www.ncbi. nlm.nih.gov/pubmed/18425335 (accessed Apr 2018).
45. 4Pamela Ovadje et al, "Selective Induction of Apoptosis Through Activation of Caspase-8 in Human Leukemia Cells (Jurkat) by Dandelion Root Extract," Journal of Ethnopharmacology 133.1 (Jan 2011): 86–91. https://www.ncbi.nlm.nih.gov/pubmed/20849941 (accessed Apr 2018).
46. S. J. Chatterjee et al, "The Effi cacy of Dandelion Root Extract in Inducing Apoptosis in Drug-Resistant Human Melanoma Cells," Evidence-Based Complementary and Alternative Medicine 2011 (Dec 2010): 129045. https://www.hindawi.com/journals/ecam/2011/129045/ (accessed Apr 2018).
47. Pamela Ovadje et al, "Selective Induction of Apoptosis and Autophagy Through Treatment with Dandelion Root Extract in Human Pancreatic Cancer Cells," Pancreas 41.7 (Oct 2012): 1039–47. https://www.ncbi.nlm.nih. gov/pubmed/22647733 (accessed Apr 2018).
48. Long-Gang Zhao et al, "Green Tea Consumption and Cause-Specifi c Mortality: Results from Two Prospective Cohort Studies in China," Journal of Epidemiology 27.1 (2017): 36–41. https://www.ncbi.nlm.nih.gov/pmc/articles/PMC5328738/ (accessed Apr 2018).
49. Gong Yang et al, "Green Tea Consumption and Colorectal Cancer Risk: A Report from the Shanghai Men's Health Study," Carcinogenesis 32.11 (Nov 2011): 1684–88. https://www.ncbi.nlm.nih.gov/pubmed/21856996 (accessed Apr 2018).
50. Hui-Hsuan Lin, Jing-Hsien Chen, and Chau-Jong Wang, "Chemopreventive Properties and Molecular Mechanisms of the Bioactive Compounds in Hibiscus Sabdariffa Linne," Current Medicinal Chemistry 18.8 (Feb 2011): 1245–54. https://www.researchgate.net/publication/49807880_Chemopreventive_Properties_and_Molecular_Mechanisms_of_the_Bioactive_Compounds_in_Hibiscus_Sabdariffa_Linne (accessed Apr 2018).

第五章

1. Richard J. Bloomer et al, "A 21 Day Daniel Fast Improves Selected Biomarkers of Antioxidant Status and Oxidative Stress in Men and Women," Nutrition and Metabolism 8.17 (Mar 2011). https://www.ncbi.nlm.nih.gov/pubmed/21414232 (accessed Apr 2018).
2. Dean Ornish et al, "Intensive Lifestyle Changes May Affect the Progression of Prostate Cancer," The Journal of Urology 174 (Sep 2005): 1065–70. https://www.ncbi.nlm.nih.gov/pubmed/16094059 (accessed Apr 2018).
3. G. A. Saxe, "Can Diet in Conjunction with Stress Reduction Affect the Rate of Increase in Prostate Specifi c Antigen after Biochemical Recurrence of Prostate Cancer?" The Journal of Urology 166.1 (Dec 2001): 2202–7. https://www.ncbi.nlm.nih.gov/pubmed/11696736 (accessed Apr 2018).
4. R. J. Barnard et al, "Effects of a Low-Fat, High-Fiber Diet and Exercise Program on Breast Cancer Risk Factors In Vivo and Tumor Cell Growth and Apoptosis In Vitro," Nutrition and Cancer 55.1 (Feb 2006): 28–34. https://www.ncbi.nlm.nih.gov/pubmed/16965238 (accessed Apr 2018).
5. Véronique Bouvard et al, "Carcinogenicity of Consumption of Red and Processed Meat," The Lancet Oncology 16.16 (Oct 2015): 1599–1600. http://www.thelancet.com/journals/lanonc/article/PIIS1470-2045(15)00444-1/abstract (accessed Apr 2018).
6. Giuseppe Lippi, Camilla Mattiuzzi, and Gianfranco Cervellin, "MeatConsumption and Cancer Risk: A Critical Review of Published Meta-Analyses," ScienceDirect 97 (Jan 2016): 1–14. https://www.ncbi.nlm.nih.gov/pubmed/26633248 (accessed Apr 2018); Jeanine M. Genkinger and Anita Koushik,"Meat Consumption and Cancer Risk" PLoS Medicine 4.12 (Dec 2007): e345. https://www.ncbi.nlm.nih.gov/pmc/articles/PMC2121650 (accessed May 2018).
7. R. J. Barnard et al, "Effects of a Low-Fat, High-Fiber Diet and Exercise Program on Breast Cancer Risk Factors In Vivo and Tumor Cell Growth and Apoptosis In Vitro," Nutrition and Cancer 55.1 (Feb 2006): 28–34. https://www.ncbi.nlm.nih.gov/pubmed/16965238 (accessed Apr 2018).
8. Barbara C. Halpern et al, "The Effect of Replacement of Methionine by Homocystine on Survival of Malignant and Normal Adult Mammalian Cells in Culture," Proceedings of the National Academy of Sciences of the United States of America 71.4 (Apr 1974): 1133–36. https://www.ncbi.nlm.nih.gov/pmc/articles/PMC388177/ (accessed Apr 2018).
9. Paul Cavuoto and Michael F. Fenech, "A Review of Methionine Dependency and the Role of Methionine Restriction in Cancer Growth Control and Life-Span Extension," Cancer Treatment Reviews 38.6 (Oct 2012): 726–36. https://www.ncbi.nlm.nih.gov/pubmed/22342103 (accessed Apr 2018).

10. I. Vucenik and A. M. Shamsuddin, "Protection Against Cancer by Dietary IP6 and Inositol," Nutrition and Cancer 55.2 (Feb 2006): 109–25. https://www.ncbi.nlm.nih.gov/pubmed/17044765 (accessed Apr 2018).
11. Morgan E. Levine, "Low Protein Intake is Associated with a Major Reduction in IGF-1, Cancer, and Overall Mortality in the 65 and Younger but Not Older Population," Cell Metabolism 19.3 (Mar 2014): 407–17. https://www.ncbi.nlm.nih.gov/pubmed/24606898 (accessed Apr 2018).
12. Jae Jeng Yang et al, "Dietary Fat Intake and Lung Cancer Risk: A Pooled Analysis," Journal of Clinical Oncology 35.26 (Jul 2017): 3055–64. https://www.ncbi.nlm.nih.gov/pubmed/28742456 (accessed Apr 2018).
13. Semir Beyaz et al, "High Fat Diet Enhances Stemness and Tumorigenicity of Intestinal Progenitors," Nature 531.7592 (Mar 2016): 53–58. https://www. ncbi.nlm.nih.gov/pmc/articles/PMC4846772/ (accessed Apr 2018).
14. F. K. Tabung, S. E. Steck, and J. Zhang, "Dietary Infl ammatory Index and Risk of Mortality: Findings from the Aerobics Center Longitudinal Study." Posterpresented at American Institute for Cancer Research (AICR) Annual Research Conference, November 7, 2013, Bethesda, MD. https://www.ncbi.nlm.nih. gov/pubmed/24718872 (accessed Apr 2018).
15. Abina Sieri et al, "Dietary Fat Intake and Development of Specifi c Breast Cancer Subtypes," Journal of the National Cancer Institute 106.5 (Apr 2014): dju068. https://www.ncbi.nlm.nih.gov/pubmed/24718872 (accessed Apr 2018).
16. E. H. Allot et al, "Saturated Fat Intake and Prostate Cancer Aggressiveness: Results from the Population-Based North Carolina-Louisiana Prostate Cancer Project," Prostate Cancer and Prostatic Diseases 20 (Mar 2017): 48–54. https://www.ncbi.nlm.nih.gov/pubmed/27595916 (accessed Apr 2018).
17. Mary H. Ward, "Heme Iron from Meat and Risk of Adenocarcinoma of the Esophagus and Stomach," European Journal of Cancer Prevention 21.2 (Mar 2012): 134–38. https://www.ncbi.nlm.nih.gov/pmc/articles/PMC3261306/ (accessed Apr 2018).
18. Nadia M. Bastide, Fabrice H. F. Pierre, and Denis E. Corpet, "Heme Iron from Meat and Risk of Colorectal Cancer: A Meta-Analysis and a Review of the Mechanisms Involved," Cancer Prevention Research 4.2 (Feb 2011): 177–84. https://www.ncbi.nlm.nih.gov/pubmed/21209396 (accessed Apr 2018).
19. Nathalie M. Scheers et al, "Ferric Citrate and Ferric EDTA but Not Ferrous Sufate Drive Amphiregulin-Mediated Activation of the MAP Kinase ERK in Gut Epithelial Cancer Cells," Oncotarget 9 (Jul 2008): 996–1002. http://www.oncotarget.com/index.php?journal=oncotarget&page=article&op=view&path%5b%5d=24899 (accessed May 2018).
20. 18 Leo R. Zacharski, "Decreased Cancer Risk after Iron Reduction in Patients with Peripheral Arterial Disease: Results from a Randomized Trial," Journal of the National Cancer Institute 100.14 (2018): 17066–17077. https://www.ncbi. nlm.nih.gov/pubmed/18612130 (accessed Apr 2018).
21. 19 Dagfi nn Aune et al, "Fruit and Vegetable Intake and the Risk of Cardiovascular Disease, Total Cancer and All-Cause Mortality—A Systematic Review and Dose-Response Meta-Analysis of Prospective Studies," International Journal of Epidemiology 46.3 (Jun 2017): 1029–56. https://www.ncbi.nlm.nih.gov/pubmed/28338764 (accessed Apr 2018).
22. 20 Sarah Boseley, "Forget Five a Day, Eat 10 Portions of Fruit and Veg to Cut Risk of Early Death," The Guardian (Feb 2017). https://www.theguardian. com/society/2017/feb/23/five-day-10-portions-fruit-veg-cut-early-death (accessed Apr 2018).
23. 21 S. De Flora, M. Bagnasco, and H. Vainio, "Modulation of Genotoxic and Related Effects by Carotenoids and Vitamin A in Experimental Models: Mechanistic Issues," Mutagenesis 14.2 (Mar 1999): 153–72. https://www.ncbi. nlm.nih.gov/pubmed/10229917 (accessed Apr 2018).
24. 22 L. P. Christensen, "Aliphatic C(17)-Polyacetylenes of the Falcarinol Type as Potential Health Promoting Compounds in Food Plants of the Apiaceae Family," Recent Patents on Food, Nutrition & Agriculture 3.1 (Jan 2011): 64–77. https://www.ncbi.nlm.nih.gov/pubmed/21114468 (accessed Apr 2018).
25. Ohio State University, "The Compound in the Mediterranean Diet That Makes Cancer Cells 'Mortal,'" EurekAlert! (May 2013). https://www.eurekalert. org/pub_releases/2013-05/osu-tci052013.php (accessed Apr 2018).
26. Rachel S. Rosenberg et al. "Modulation of Androgen and Progesterone Receptors by Phytochemicals in Breast Cancer Cell Lines," Biochemical and Biophysical Research Communications 248.3 (Aug 1998): 935–39. https://www.researchgate.net/publication/13581330_Modulation_of_Androgen_and_Progesterone_Receptors_by_Phytochemicals_in_Breast_Cancer_Cell_Lines (accessed Apr 2018).
27. Xin Cai and Xuan Liu, "Inhibition of Thr-55 Phosphorylation Restores p53 Nuclear Localization and Sensitizes Cancer Cells to DNA Damage," Proceedings of the National Academy of Sciences of the United States of America 105.44 (Nov 2008): 16958–63. http://www.pnas.org/content/105/44/16958 (accessed Apr 2018).
28. M. Noroozi, W. J. Angerson, and M. E. Lean, "Effects of Flavonoids and Vitamin C on Oxidative DNA Damage to Human Lymphocytes," The American Journal of Clinical Nutrition 67.6 (Jun 1998): 1210–18. https://www.ncbi.nlm.nih.gov/pubmed/9625095 (accessed Apr 2018).
29. Theodore Fotsis et al, "Flavonoids, Dietary-Derived Inhibitors of Cell Proliferation and In Vitro Angiogenesis," Cancer Research 57.14 (Jul 1997): 2916–21. https://www.ncbi.nlm.nih.gov/pubmed/9230201 (accessed Apr 2018).
30. Hiroe Kikuzaki and Nobuji Nakatani, "Antioxidant Effects of Some Ginger Constituents," Journal of Food Science 58.6 (Nov 1993): 1407–10. https://www.researchgate.net/publication/227851087_Antioxidant_Effects_of_Some_Ginger_Constituents (accessed Apr 2018).
31. H. Y. Zhou et al, "Experimental Study on Apoptosis Induced by Elemene in Glioma Cells," Al Zheng 22.9 (Sep 2003): 959–63. http://europepmc.org/abstract/med/12969529 (accessed Apr 2018).
32. Manjeshwar S. Baliga et al, "Update on the Chemopreventive Effects of Ginger and Its Phytochemicals," Critical Reviews in Food Science and Nutrition 51.6 (Jul 2011): 499–23 https://www.ncbi.nlm.nih.gov/pubmed/21929329 (accessed Apr 2018).
33. Magdalena Szejk, Joanna Kolodziejczyk-Czepas, and Halina Małgorzata Żbikowska, "Radioprotectors in Radiotherapy—Advances in the Potential Application of Phytochemicals," Postepy Higieny 70 (Jun 2016): 722–34. http://europepmc.org/abstract/med/27356603 (accessed Apr 2018).
34. Yue Zhou et al, "Dietary Natural Products for Prevention and Treatment of Liver Cancer," Nutrients 8.3 (Mar 2016): 156. https://www.ncbi.nlm.nih.gov/pmc/articles/PMC4808884/ (accessed Apr 2018).
35. Aesun Shin, Jeongseon Kim, and Sohee Park. "Gastric Cancer Epidemiology in Korea," Journal of Gastric Cancer 11.3 (Sep 2011): 135–40. https://www. ncbi.nlm.nih.gov/pmc/articles/PMC3204471/ (accessed Apr 2018).
36. Onica LeGendre, Paul A. S. Breslin, and David A. Foster, "(-)-Oleocanthal Rapidly and Selectively Induces Cancer Cell Death via Lysosomal Membrane Permeabilization," Molecular & Cellular Oncology 2.4 (Oct–Dec 015): e1006077. https://www.ncbi.nlm.nih.gov/pmc/articles/PMC4568762/ (accessed Apr 2018).
37. 3J. Gopal, "Authenticating Apple Cider Vinegar's Home Remedy Claims: Antibacterial, Antifungal, Antiviral Properties and Cytotoxicity Aspect," National Product Research 2017 (Dec 2017): 1–5. https://www.ncbi.nlm.nih. gov/pmc/articles/PMC4568762/ (accessed Apr 2018).
38. 3Anne Berit C. Samuelsen, Jürgen Schrezenmeir, and Svein H. Knutsen, "Effects of Orally Administered Yeast-Derived Beta-glucans: A Review," Molecular Nutrition and Food Research 58.1 (Sep 2013): 183–93. https://onlinelibrary.wiley.com/doi/full/10.1002/mnfr.201300338 (accessed Apr 2018).
39. V. Vetvicka, B. P. Thornton, and G. D. Ross, "Targeting of Natural Killer Cells to Mammary Carcinoma via Naturally Occurring Tumor Cell-Bound iC3b and Beta-glucan-primed CR3 (CD11b/CD18)," The Journal of Immunology 159.2 (Jul 1997): 599–605. https://www.ncbi.nlm.nih.gov/pubmed/9218574 (accessed Apr 2018).
40. Gokhan Demir et al, "Beta glucan Induces Proliferation and Activation of Monocytes in Peripheral Blood of Patients with Advanced Breast Cancer," International

Immunopharmacology 7.1 (Jan 2007): 113–16. https://www.ncbi.nlm.nih.gov/pubmed/17161824 (accessed Apr 2018).
41. Erdinc Yenidogan et al, "Effect of β-Glucan on Drain Fluid and Amount of Drainage Following Modifi ed Radical Mastectomy," Advances in Therapy 31.1 (Jan 2014): 130–39. https://www.ncbi.nlm.nih.gov/pubmed/24421054 (accessed Apr 2018).
42. 4Soo Young Kim et al, "Biomedical Issues of Dietary Fiber β-Glucan," Journal of Korean Medical Science 21.5 (Oct 2006): 781–89. https://www.ncbi.nlm.nih. gov/pmc/articles/PMC2721983/ (accessed Apr 2018).
43. Temidayo Fadelu et al, "Nut Consumption and Survival in Patients with Stage III Colon Cancer: Results from CALGB 89803 (Alliance)," Journal of Clinical Oncology 36.11 (Apr 2018): 1112–1120. https://www.ncbi.nlm.nih. gov/pubmed/29489429 (accessed May 2018).
44. I. Garrido et al, "Polyphenols and Antioxidant Properties of Almond Skins: Infl uence of Industrial Processing," Journal of Food Science 3.2 (Mar 2008): C106–115. https://www. ncbi.nlm.nih.gov/pubmed/18298714 (accessed May 2018).
45. 4P. A. Brandt and L. J. Schouten, "Relationship of Tree Nut, Peanut and Peanut Butter Intake with Total and Cause-Specifi c Mortality: A Cohort Study and Meta-Analysis," International Journal of Epidemiology 44.3 (Jun 2015): 1038–1049. doi:10.1093/ije/dyv039 (accessed May 2018).

第六章

1. S. J. O'Keefe et al, "Rarity of Colon Cancer in Africans is Associated with Low Animal Product Consumption, Not Fiber," American Journal of Gastroenterology 94.5 (May 1999): 1373–80. https://www.ncbi.nlm.nih.gov/pubmed/10235221 (accessed Apr 2018).
2. Fernando P. Carvalho, João M. Oliveira, and Margarida Malta, "Radionuclides in Deep-Sea Fish and Other Organisms from the North Atlantic Ocean," ICES Journal of Marine Science 68.2 (Dec 2010): 333–40. https://www.researchgate. net/publication/273028830_Radionuclides_in_deep-sea_fi sh_and_other_organisms_from_the_North_Atlantic_Ocean (accessed Apr 2018).
3. Alphonse Kelecom and Rita de Cássia dos Santos Gouvea, "Increase of Po–210 Levels in Human Semen Fluid After Mussel Ingestion," Journal of Environmental Radioactivity 102.5 (Feb 2011): 443–47 . https://www.researchgate.net/publication/49812789_Increase_of_Po-210_levels_in_human_semen_fl uid_after_mussel_ingestion (accessed Apr 2018).
4. Daniel J. Madigan, Zofi a Baumann, and Nicholas S. Fisher, "Pacifi c Bluefi n Tuna Transport Fukushima-Derived Radionuclides from Japan to California," Proceedings of the National Academy of Sciences of the United States of America 109.24 (Jun 2012): 9483–86. https://www.ncbi.nlm.nih.gov/pubmed/22645346 (accessed Apr 2018).
5. Consumer Reports, "Talking Turkey: Our New Tests Show Reasons for Concern," Consumer Reports (Jun 2013). https://www.consumerreports.org/cro/magazine/2013/06/consumer-reports-investigation-talking-turkey/index.htm (accessed Apr 2018).
6. Food and Drug Administration, "2011 Retail Meat Report," FDA (2013). https://www.fda.gov/downloads/AnimalVeterinary/SafetyHealth/AntimicrobialResistance/NationalAntimicrobialResistanceMonitoringSystem/UCM334834.pdf (accessed Apr 2018).
7. Campaign on Human Health and Industrial Farming, "Record-High Antibiotic Sales for Meat and Poultry Production," The PEW Charitable Trusts (Feb 2013). http://www.pewtrusts.org/en/research-and-analysis/analysis/2013/02/06/recordhigh-antibiotic-sales-for-meat-and-poultryproduction (accessed Apr 2018).
8. Clett Erridge, "The Capacity of Foodstuffs to Induce Innate Immune Activation of Human Monocytes In Vitro Is Dependent on Food Content of Stimulants of Toll-Like Receptors 2 and 4," British Journal of Nutrition 105.1 (Jan 2011): 15–23. https://www.ncbi.nlm.nih.gov/pubmed/20849668 (accessed Apr 2018).
9. Rupali Deopurkar et al, "Differential Effects of Cream, Glucose, and Orange Juice on Infl ammation, Endotoxin, and the Expression of Toll-Like Receptor-4 and Suppressor of Cytokine Signaling-3," Diabetes Care 33.5 (May 010): 991–97. https://www.ncbi.nlm.nih.gov/pmc/articles/PMC2858203/ (accessed Apr 2018).
10. C. R. Daniel et al, "Large Prospective Investigation of Meat Intake, Related Mutagens, and Risk of Renal Cell Carcinoma," The American Journal of Clinical Nutrition 95.1 (Jan 2012): 155–162. https://www.ncbi.nlm.nih.gov/pubmed/22170360 (accessed May 2018).
11. J. Wang et al, "Carcinogen Metabolism Genes, Red Meat and Poultry Intake, and Colorectal Cancer Risk," International Journal of Cancer 130.8 (Apr 2012): 1898–1907. https://www.ncbi.nlm.nih.gov/pubmed/21618522 (accessed May 2018).
12. E. de Stefani et al, "Meat Consumption, Meat Cooking and Risk of Lung Cancer Among Uruguayan Men," Asian Pacifi c Journal of Cancer Prevention 11.6 (2010): 1713–1717. https://www.ncbi.nlm.nih.gov/pubmed/21338220 (accessed May 2018).
13. Esther M. John et al, "Meat Consumption, Cooking Practices, Meat Mutagens and Risk of Prostate Cancer," Nutrition and Cancer 63.4 (2011): 525–537. https://www.ncbi.nlm.nih.gov/pmc/articles/PMC3516139 (accessed May 2018).
14. 1K. E. Anderson et al, "Pancreatic Cancer Risk: Associations with Meat-Derived Carcinogen Intake in the Prostate, Lung, Colorectal, and Ovarian Cancer Screening Trial (PLCO) Cohort," Molecular Carcinogenesis 51.1 (Jan 2012): 128–137. https://www.ncbi.nlm.nih.gov/pubmed/22162237 (accessed May 2018).
15. Donghui Li et al, "Dietary Mutagen Exposure and Risk of Pancreatic Cancer," Cancer Epidemiology, Biomarkers & Prevention 16.4 (Apr 2007): 655–661. https://www.ncbi.nlm.nih.gov/pubmed/17416754 (accessed May 2018).
16. K. Puangsombat et al, "Occurrence of Heterocyclic Amines in Cooked Meat Products," Meat Science 90.3 (Mar 2012): 739–746. https://www.ncbi.nlm.nih. gov/pubmed/22129588 (accessed May 2018).
17. Ola Viegas et al, "Inhibitory Effect of Antioxidant-Rich Marinades on the Formation of Heterocyclic Aromatic Amines in Pan-Fried Beef," Journal of Agricultural and Food Chemistry 60.24 (Jun 2012): 6235–40. https://www.ncbi. nlm.nih.gov/pubmed/22642699 (accessed Apr 2018).
18. J. S. Smith, F. Ameri, and P. Gadgil, "Effect of Marinades on the Formation of Heterocyclic Amines in Grilled Beef Steaks," Journal of Food Science 73.6 (2008): 100–105. https://www.ncbi.nlm.nih.gov/pubmed/19241593 (accessed Apr 2018).
19. Afsaneh Farhadian et al, "Effects of Marinating on the Formation of Polycyclic Aromatic Hydrocarbons (Benzo[a]pyrene, Benzo[b]uoranthene and Fluoranthene) in Grilled Beef Meat," Food Control 28.2 (Dec 2012): 420–25. https://www.researchgate.net/publication/257398846_Effects_of_marinating_on_the_formation_of_polycyclic_aromatic_hydrocarbons_benzoapyrene_benzobfl uoranthene_and_fl uoranthene_in_grilled_beef_meat (accessed Apr 2018).
20. Timothy J. Key et al, "Cancer Incidence in Vegetarians: Results from the European Prospective Investigation into Cancer and Nutrition," The American Journal of Clinical Nutrition 89.5 (May 2009): 1620–26. https://www.ncbi.nlm.nih.gov/pubmed/19279082 (accessed Apr 2018).

第七章

1. Hyun-Wook Lee et al, "E-cigarette Smoke Damages DNA and Reduces Repair Activity in Mouse Lung, Heart, and Bladder as well as in Human Lung and Bladder Cells," Proceedings of the National Academy of Sciences of the United States of America (Jan 2018). http://www.pnas.org/content/early/2018/01/25/1718185115 (accessed Apr 2018).

2. Anthony Samsel and Stephanie Seneff, "Glyphosate's Suppression of Cytochrome P450 Enzymes and Amino Acid Biosynthesis by the Gut Microbiome: Pathways to Modern Diseases," Entropy 15.4 (Apr 2013): 1416–63. http://www.mdpi.com/1099-4300/15/4/1416 (accessed Apr 2018).
3. Siriporn Thongprakaisang et al, "Glyphosate Induces Human Breast Cancer Cells Growth via Estrogen Receptors," Food and Chemical Toxicology 59 (Jun 2013): 129–36. https://www.researchgate.net/publication/237146763_Glyphosate_induces_human_breast_cancer_cells_growth_via_estrogen_receptors (accessed Apr 2018).
4. Carey Gillam, "Weedkiller Found in Granola and Crackers, Internal FDA emails show," The Guardian (Apr 2018). https://www.theguardian.com/us-news/2018/apr/30/fda-weedkiller-glyphosate-in-food-internal-emails (accessed May 2018).
5. Liza Oates et al, "Reduction in Urinary Organophosphate Pesticide Metabolites in Adults After a Week-Long Organic Diet," Journal of Environmental Research 132 (Jun 2014): 105–11. https://www.ncbi.nlm.nih. gov/pubmed/24769399 (accessed Apr 2018).
6. Asa Bradman et al, "Effect of Organic Diet Intervention on Pesticide Exposures in Young Children Living in Low-Income Urban and Agricultural Communities," Environmental Health Perspectives 123.10 (Oct 2015): 1086–93. https://www.ncbi.nlm.nih.gov/pubmed/25861095 (accessed Apr 2018).
7. Zhi-Yong Yang et al, "Effects of Home Preparation on Pesticide Residues in Cabbage," Food Control 18.12 (Dec 2007): 1484–1487. https://www.sciencedirect. com/science/article/pii/S0956713506002696 (accessed May 2018).
8. "Citizen Petition in re: Use of Hydrofl uorosilic Acid in Drinking Water Systems of the United States," EPA (Apr 2013). https://www.epa.gov/sites/production/fi les/documents/tsca_21_petition_hfsa_2013-04-22.pdf (accessed May 2018).
9. Sherri A. Mason, Victoria Welch, and Joseph Neratko, "Synthetic Polymer Contamination in Bottled Water," Fredonia (2018). https://orbmedia.org/sites/default/fi les/FinalBottledWaterReport.pdf (accessed Apr 2018).
10. 1R. Vogt et al, "Cancer and Non-Cancer Health Effects from Food Contaminant Exposures for Children and Adults in California: A Risk Assessment," Environmental Health 11 (Nov 2012): 83. https://www.ncbi.nlm. nih.gov/pubmed/23140444 (accessed May 2018).
11. Chris Exley, "Strong Evidence Linking Aluminum and Alzheimer's," Hippocratic Post (Dec 2016). https://www.hippocraticpost.com/mental-health/strong-evidence-linking-aluminium-alzheimers/ (accessed Apr 2018).
12. Mike Adams, "Natural Consumer Products Found Contaminated with Cancer-Causing 1,4-Dioxane in Groundbreaking Analysis Released by OCA," Organic Consumers Association (Mar 2008). https://www.organicconsumers. org/news/natural-consumer-products-found-contaminated-cancer-causing-14-dioxane-groundbreaking-analysis (accessed Apr 2018).
13. P. D. Darbre, "Aluminium, Antiperspirants and Breast Cancer," Journal of Inorganic Biochemistry 99.9 (Sep 2005): 1912–19. https://www.ncbi.nlm.nih. gov/pubmed/16045991 (accessed Apr 2018).
14. G. M. Richardson et al, "Mercury Exposure and Risks from Dental Amalgam in the US Population, Post-2000," Science of the Total Environment 409.20 (Sep 2011): 4257–68. https://www.ncbi.nlm.nih.gov/pubmed/21782213 (accessed Apr 2018).
15. José G. Dórea et al, "Speciation of Methyl- and Ethyl-Mercury in Hair of Breastfed Infants Acutely Exposed to Thimerosal-Containing Vaccines," Clinica Chimica Acta 412.17–18 (Aug 2011): 1563–66 . https://www.ncbi.nlm. nih.gov/pubmed/21782213 (accessed Apr 2018).
16. Brian C. McDonald et al, "Volatile Chemical Products Emerging as Largest Petrochemical Source of Urban Organic Emissions," Science 359.6377 (Feb 2018): 760–64. http://science.sciencemag.org/content/359/6377/760 (accessed Apr 2018).
17. The American Cancer Society medical and editorial content team, "Radon and Cancer," The American Cancer Society (Sep 2015). https://www.cancer.org/cancer/cancer-causes/radiation-exposure/radon.html (accessed Apr 2018).
18. Wikipedia contributors, "NASA Clean Air Study," Wikipedia, The Free Encyclopedia (Jan 2018). https://en.wikipedia.org/w/index.php?title=NASA_Clean_Air_Study&oldid=821719488 (accessed Jan 2018).
19. B. C. Wolverton, Rebecca C. McDonald, and E. A. Watkins Jr, "Foliage Plants for Removing Indoor Air Pollutants from Energy-Effi cient Homes," JSTOR, 38.2 (Apr–Jun 1984): 224–28. https://www.jstor.org/stable/4254614 (accessed Apr 2018).
20. Orianne Dumas et al, "Occupational Exposure to Disinfectants and Asthma Control in US Nurses," European Respiratory Journal 50.4 (Oct 2017): 700237. https://www.ncbi.nlm.nih.gov/pubmed/28982772 (accessed Apr 2018). "Occupational exposure to disinfectants and COPD incidence in US nurses: a prospective cohort study," The air indoor pollution session, 08.30–0.30 hours CEST, Monday 11 September, Brown 1+2 (south).
21. Øistein Svanes et al, "Cleaning at Home and at Work in Relation to Lung Function Decline and Airway Obstruction," American Journal of Respiratory and Critical Care Medicine (2018). http://www.thoracic.org/about/newsroom/press-releases/resources/women-cleaners-lung-function.pdf (accessed Apr 2018).
22. University of Washington, "Scented Laundry Products Emit Hazardous Chemicals Through Dryer Vents," EurekAlert! (Aug 2011). https://www. eurekalert.org/pub_releases/2011-08/uow-slp082311.php (accessed Apr 2018).
23. Euro Pukkala et al, "Occupation and Cancer—Follow-up of 15 Million People in Five Nordic Countries," Acta Oncologica 48.5 (2009): 646–90. https://www. ncbi.nlm.nih.gov/pubmed/19925375 (accessed Apr 2018).
24. Andrea't Mannetje, Amanda Eng, and Neil Pearce, "Farming, Growing Up on a Farm, and Haematological Cancer Mortality," Occupational & Environmental Medicine 69.2 (Feb 2012): 126–32. https://www.ncbi.nlm.nih. gov/pubmed/2179574 (accessed Apr 2018).
25. Gregory J. Tranah, Paige M. Bracci, and Elizabeth A. Holly, "Domestic and Farm-Animal Exposures and Risk of Non-Hodgkin Lymphoma in a Population-Based Study in the San Francisco Bay Area," Cancer Epidemiological, Biomarkers & Preventions 17.9 (Sep 2008): 2382–87. https://www.ncbi.nlm.nih.gov/pmc/articles/PMC2946322/ (accessed Apr 2018).
26. Samuel Milham, "Historical Evidence that Electrifi cation Caused the 20th Century Epidemic of 'Diseases of Civilization.'" Medical Hypotheses 74.2 (Feb 2010): 337–45. http://www.sammilham.com/historical%20evidence.pdf (accessed Apr 2018).
27. N. Wertheimer and E. Leeper, "Electrical Wiring Confi gurations and Childhood Cancer," American Journal of Epidemiology 109.3 (Mar 1979): 273–84. https://www.ncbi.nlm.nih.gov/pubmed/453167 (accessed Apr 2018).
28. Martin L. Pall, "Wi-Fi Is an Important Threat to Human Health," Environmental Research 164 (Jul 2018): 405–416. https://www.sciencedirect. com/science/article/pii/S0013935118300355?via=ihub (accessed May 2018).
29. Ali H. Mokdad et al, "Trends and Patterns of Disparities in Cancer Mortality Among US Counties, 1980–2014," JAMA 317.4 (Jan 2017): 388–406. https://www.ncbi.nlm.nih.gov/pmc/articles/PMC5617139/ (accessed Apr 2018).
30. "Cancer Stat Facts: Brain and Other Nervous System," National Cancer Institute: Surveillance, Epidemiology, and End Results Program https://seer.cancer.gov/statfacts/html/brain.html (accessed May 2018).
31. Alasdair Philips et al, "Brain Tumours: Rise in Glioblastoma Multiforme Incidence in England 1995–2015 Suggests an Adverse Environmental or Lifestyle Factor," Journal of Environmental and Public Health (May 2018). https://www.hindawi.com/journals/jeph/aip/7910754/ (accessed May 2018).
32. Suzanne Wu, "Fasting Triggers Stem Cell Regeneration of Damaged, Old Immune System," USC News (Jun 2014). https://news.usc.edu/63669/fastingtriggers-stem-cell-

regeneration-of-damaged-old-immune-system/ (accessed Apr 2018).
33. C. Lee et al, "Fasting Cycles Retard Growth of Tumors and Sensitize a Range of Cancer Cell Types to Chemotherapy," Science Translational Medicine 4.124 (Mar 2012): 124ra27. https://www.ncbi.nlm.nih.gov/pmc/articles/PMC3608686/ (accessed Apr 2018).
34. Tanya B. Dorff et al, "Safety and Feasibility of Fasting in Combination with Platinum-Based Chemotherapy," BMC Cancer 16.360 (Jun 2016): 1–9. https://bmccancer.biomedcentral.com/articles/10.1186/s12885-016-2370-6 (accessed Apr 2018).
35. Min Wei et al, "Fasting-Mimicking Diet and Markers/Risk Factors for Aging, Diabetes, Cancer, and Cardiovascular Disease," Science Translational Medicine 9.377 (Feb 2017): eaai8700. https://www.ncbi.nlm.nih.gov/pubmed/28202779 (accessed Apr 2018).

第八章

1. Frank W. Booth, Christian K. Roberts, and Matthew J. Laye, "Lack of Exercise Is a Major Cause of Chronic Diseases," Comprehensive Physiology 2.2 (Jan 2012): 1143–211. https://www.ncbi.nlm.nih.gov/pmc/articles/PMC4241367/ (accessed Apr 2018).
2. National Cancer Institute, "Physical Activity and Cancer," NIH (Jan 2017). https://www.cancer.gov/about-cancer/causes-prevention/risk/obesity/physical-activity-fact-sheet (accessed Apr 2018).
3. L. Packer, "Oxidants, Antioxidant Nutrients and the Athlete," Journal of Sports Science 15.3 (Jun 1997): 353–63. https://www.ncbi.nlm.nih.gov/pubmed/9232561 (accessed Apr 2018).
4. Jake Emmett, "The Physiology of Marathon Running," Marathon and Beyond (2007). http://www.marathonandbeyond.com/choices/emmett.htm (accessed Apr 2018).
5. Roy J. Shephard and Pang N. Shek, "Potential Impact of Physical Activity and Sport on the Immune System—A Brief Review," British Journal of Sports Medicine 28.4 (Dec 1994): 247–55. https://www.ncbi.nlm.nih.gov/pubmed/7894956 (accessed Apr 2018).
6. Brett R. Gordon et al, "The Effects of Resistance Exercise Training on Anxiety: A Meta-Analysis and Meta-Regression Analysis of Randomized Controlled Trials," Sports Medicine 47.12 (Aug 2017): 2521–32. https://www.researchgate.net/publication/318102093_The_Effect_of_Resistance_Exercise_Training_on_Anxiety_Symptoms_A_Systematic_Review_and_Meta-Analysis (accessed Apr 2018).
7. R. Barrès et al, "Acute Exercise Remodels Promoter Methylation in Human Skeletal Muscle," Cell Metabolism 15.3 (Mar 2012): 405–11. https://www.ncbi.nlm.nih.gov/pubmed/22405075 (accessed Apr 2018).
8. Urho M. Kujala, "Relationship of Leisure-Time Physical Activity and Mortality: The Finnish Twin Cohort," JAMA 279.6 (Feb 1998): 440–44. https://www.ncbi.nlm.nih.gov/pubmed/9466636 (accessed Apr 2018).
9. John P. Pierce, "Greater Survival After Breast Cancer in Physically Active Women with High Vegetable-Fruit Intake Regardless of Obesity," Journal of Clinical Oncology 25.17 (Jun 2007): 2345–51. https://www.ncbi.nlm.nih.gov/pmc/articles/PMC2274898/ (accessed Apr 2018).
10. Christine Dethlefsen, "Exercise-Induced Catecholamines Activate the Hippo Tumor Suppressor Pathway to Reduce Risks of Breast Cancer Development," Cancer Research 77.18 (Sep 2017): 4894–904. http://cancerres.aacrjournals.org/content/early/2017/09/07/0008-5472.CAN-16-3125 (accessed Apr 2018).
11. Carlos A. Celis-Morales et al, "Association Between Active Commuting and Incident Cardiovascular Disease, Cancer, and Mortality: Prospective Cohort Study," BMJ 357 (Apr 2017): j1456. https://www.bmj.com/content/357/bmj. j1456 (accessed Apr 2018).
12. Stephanie E. Bonn et al, "Physical Activity and Survival Among Men Diagnosed with Prostate Cancer," Cancer Epidemiology, Biomarkers & Prevention 24.1 (Dec 2014): 57–64. http://cebp.aacrjournals.org/content/early/2014/11/26/1055-9965.EPI-14-0707 (accessed Apr 2018).
13. Hannah Arem et al, "Pre- and Postdiagnosis Physical Activity, Television Viewing, and Mortality Among Patients with Colorectal Cancer in the National Institutes of Health–AARP Diet and Health Study," Journal of Clinical Oncology 33.2 (Jan 2015): 180–88. https://www.ncbi.nlm.nih.gov/pmc/articles/PMC4279238/ (accessed Apr 2018).
14. Erin J. Howden et al, "Reversing the Cardiac Effects of Sedentary Aging in Middle Age—A Randomized Controlled Trial: Implications for Heart Failure Prevention," Circulation 137.14 (Jan 2018): 1–18. http://circ.ahajournals.org/content/early/2018/01/03/CIRCULATIONAHA.117.030617 (accessed Apr 2018).
15. Niharika Arora Duggal, "Major Features of Immunesenescence, Including Reduced Thymic Output, Are Ameliorated by High Levels of Physical Activity in Adulthood," Aging Cell 17.2 (Mar 2018): e12750. https://onlinelibrary.wiley.com/doi/full/10.1111/acel.12750 (accessed Apr 2018).
16. Margaret E. Sears, Kathleen J. Kerr, and Riina I. Bray, "Arsenic, Cadmium, Lead, and Mercury in Sweat: A Systematic Review," Journal of Environmental and Public Health 2012 (2012): 1–10. https://www.hindawi.com/journals/jeph/2012/184745/ (accessed Apr 2018).
17. H. G. Ainsleigh, "Benefi cial Effects of Sun Exposure on Cancer Mortality," Preventative Medicine 22.1 (Jan 1993): 132–40. https://www.ncbi.nlm.nih.gov/pubmed/8475009 (accessed Apr 2018).
18. James L. Oschman, Gaétan Chevalier, and Richard Brown, "The Effects of Grounding (Earthing) on Infl ammation, the Immune Response, Wound Healing, and Prevention and Treatment of Chronic Infl ammatory and Autoimmune Diseases," Journal of Infl ammation Research 8 (Mar 2015): 83–96. https://www.ncbi.nlm.nih.gov/pmc/articles/PMC4378297/ (accessed Apr 2018).
19. Q. Li et al, "Forest Bathing Enhances Human Natural Killer Activity and Expression of Anti-Cancer Proteins," International Journal of Immunopathology and Pharmacology 20.2 (Apr–Jun 2007): 3–8. https://www.ncbi.nlm.nih.gov/pubmed/17903349 (accessed Apr 2018).
20. Q. Li et al, "Acute Effects of Walking in Forest Environments on Cardiovascular and Metabolic Parameters," European Journal of Applied Physiology 111.11 (Nov 2011): 2845–53. https://www.ncbi.nlm.nih.gov/pubmed/21431424 (accessed Apr 2018).
21. Q. Li et al, "Effect of Phytoncide from Trees on Human Natural Killer Cell Function," International Journal of Immunopathology and Pharmacology 22.4 (Oct –Dec 2009): 951–59. https://www.ncbi.nlm.nih.gov/pubmed/20074458 (accessed Apr 2018).
22. Centers for Disease Control and Prevention, "1 in 3 Adults Don't Get Enough Sleep," CDC (reviewed Feb 2016). https://www.cdc.gov/media/releases/2016/p0215-enough-sleep.html (accessed Apr 2018).
23. Sheldon Cohen et al, "Sleep Habits and Susceptibility to the Common Cold," Archives of Internal Medicine 169.1 (Jan 2009): 62–67. https://www.ncbi.nlm. nih.gov/pmc/articles/PMC2629403/ (accessed Apr 2018).
24. Kenneth P. Wright, Jr. et al, "Entrainment of the Human Circadian Clock to the Natural Light-Dark Cycle," Current Biology 23.16 (Aug 2013): 1554–58. https://www.ncbi.nlm.nih.gov/pubmed/23910656 (accessed Apr 2018)
25. Ya Li et al, "Melatonin for the Prevention and Treatment of Cancer," Oncotarget 8.24 (Jun 2017): 39896–921. https://www.ncbi.nlm.nih.gov/pmc/articles/PMC5503661/ (accessed Apr 2018).

26. M. Sánchez-Hidalgo et al, "Melatonin, a Natural Programmed Cell Death Inducer in Cancer," Current Medicinal Chemistry 19.22 (2012): 3805–21. https://www.ncbi.nlm.nih.gov/pubmed/22612707 (accessed Apr 2018).
27. Mariangela Rondanelli et al, "Update on the Role of Melatonin in the Prevention of Cancer Tumorigenesis and in the Management of Cancer Correlates, Such as Sleep-Wake and Mood Disturbances: Review and Remarks," Aging Clinical and Experimental Research 25.5 (Oct 2013): 499–510. https://www.ncbi.nlm.nih.gov/pubmed/24046037 (accessed Apr 2018).
28. Joshua J. Gooley et al, "Exposure to Room Light before Bedtime Suppresses Melatonin Onset and Shortens Melatonin Duration in Humans," The Journal of Clinical Endocrinology & Metabolism 96.3 (Mar 2011): E463–72. https://academic.oup.com/jcem/article/96/3/E463/2597236 (accessed Apr 2018).
29. Shadab A. Rahman et al, "Circadian Phase Resetting by a Single Short-Duration Light Exposure," JCI Insight 2.7 (Apr 2017): e89494. https://www. ncbi.nlm.nih.gov/pmc/articles/PMC5374060 (accessed May 2018).
30. Eva S. Schernhammer and Susan E. Hankinson, "Urinary Melatonin Levels and Postmenopausal Breast Cancer Risk in the Nurses' Health Study Cohort," Cancer Epidemiology, Biomarkers and Prevention 18.1 (Jan 2009): 74–79. https://www.ncbi.nlm.nih.gov/pmc/articles/PMC3036562/ (accessed Apr 2018).
31. Harvard Medical School, "Blue Light Has A Dark Side," Harvard Health Publishing (May 2012). https://www.health.harvard.edu/staying-healthy/blue-light-has-a-dark-side (accessed Apr 2018).
32. Ariadna Garcia-Saenz et al, "Evaluating the Association between Artifi cial Light-at-Night Exposure and Breast and Prostate Cancer Risk in Spain (MCCSpain Study)," Environmental Health Perspectives 126.4 (Apr 2018). https://ehp.niehs.nih.gov/ehp1837 (accessed May 2018).
3433. Alina Bradford, "How Blue LEDs Affect Sleep," Live Science (Feb 2016). https://www.livescience.com/53874-blue-light-sleep.html (accessed Apr 2018).
J. Kliukiene, T. Tynes, and A. Andersen, "Risk of Breast Cancer Among Norwegian Women with Visual Impairment," British Journal of Cancer 84.3 (Feb 2001): 397–99. https://www.ncbi.nlm.nih.gov/pmc/articles/PMC2363754/ (accessed Apr 2018).
3635. "Melatonin Drug Interactions," Drugs.com (updated Mar 2018). https://www. drugs.com/drug-interactions/melatonin.html (accessed Apr 2018).
Ye-min Wang et al,"The Effi cacy and Safety of Melatonin in Concurrent Chemotherapy or Radiotherapy for Solid Tumors: A Meta-Analysis of Randomized Controlled Trials," Cancer Chemotherapy and Pharmacology 69.5 (May 2012): 1213–20. https://www.ncbi.nlm.nih.gov/pubmed/22271210 (accessed Apr 2018).
3837. Jane Brody, "Cheating Ourselves of Sleep," New York Times (Jun 2013). https://well.blogs.nytimes.com/2013/06/17/cheating-ourselves-of-sleep/ (accessed Apr 2018).
Cheryl L. Thompson et al, "Short Duration of Sleep Increases Risk of Colorectal Adenoma,"" Cancer 117.4 (Feb 2011): 841–47. https://www.ncbi.nlm.nih.gov/pmc/articles/PMC3021092/ (accessed Apr 2018).
39. Claudia Trudel-Fitzgerald et al, "Sleep and Survival Among Women with Breast Cancer: 30 Years of Follow-up within the Nurses' Health Study," British Journal of Cancer 116 (Apr 2017): 1239–46. https://www.ncbi.nlm.nih.gov/pubmed/28359077 (accessed Apr 2018).
40. Dave Levitan, "Longer Sleep Linked to Increased Mortality Risk in Breast Cancer," Cancer Network (Apr 2017). http://www.cancernetwork.com/breastcancer/longer-sleep-linked-increased-mortality-risk-breast-cancer (accessed Apr 2018).
41. Fahed Hakim et al, "Fragmented Sleep Accelerates Tumor Growth and Progression Through Recruitment of Tumor-Associated Macrophages and TLR4 Signaling," Cancer Research 74.5 (Mar 2014): 1329–37. https://www.ncbi.nlm.nih.gov/pmc/articles/PMC4247537/ (accessed Apr 2018).
42. Daniel F. Kripke, "Hypnotic Drug Risks of Mortality, Infection, Depression, and Cancer: But Lack of Benefi t," F1000Research 5 (May 2016): 918. https://www.ncbi.nlm.nih.gov/pmc/articles/PMC4890308/ (accessed Apr 2018).
43. Lisa M. Wu et al, "The Effect of Systematic Light Exposure on Sleep in a Mixed Group of Fatigued Cancer Survivors," Journal of Clinical Sleep Medicine 14.1 (Jan 2017): 31–39. https://www.ncbi.nlm.nih.gov/pmc/articles/PMC5734890/ (accessed Apr 2018).
44. Lisa Rapaport, "Bright Light Therapy May Help Fatigued Cancer Survivors Sleep Better," Reuters (2017). https://www.reuters.com/article/us-healthcancer-sleep/bright-light-therapy-may-help-fatigued-cancer-survivors-sleepbetter-idUSKBN1FF2QY (accessed Apr 2018).
45. U.S. Department of Health and Human Services, "How Sleep Clears the Brain," NIH (Oct 2013). https://www.nih.gov/news-events/nih-researchmatters/how-sleep-clears-brain (accessed Apr 2018).
46. Catherine R. Marinac et al, "Prolonged Nightly Fasting and Breast Cancer Prognosis," JAMA Oncology 2.8 (Aug 2016): 1049–55. https://www.ncbi.nlm. nih.gov/pmc/articles/PMC4982776/ (accessed Apr 2018).

第九章

1. Sazzad Hassan et al, "Behavioral Stress Accelerates Prostate Cancer Development in Mice," The Journal of Clinical Investigation 123.2 (Feb 2013): 874–86. https://www.ncbi.nlm.nih.gov/pmc/articles/PMC3561807/ (accessed Apr 2018).
2. Caroline P. Le et al, "Chronic Stress in Mice Remodels Lymph Vasculature to Promote Tumour Cell Dissemination," Nature Communications 7 (Mar 2016): 10634. https://www.ncbi.nlm.nih.gov/pmc/articles/PMC4773495/ (accessed Apr 2018).
3. Alice Donaldson, "Stress Can Allow Cancer to Spread Faster Through the Body, New Research on Mice Shows," ABC News (Jun 2016). http://www. abc.net.au/news/2016-06-28/stress-can-speed-up-spread-of-cancer-in-bodyscientists-say/7548024 (accessed Apr 2018).
4. Ohio State University, "The Stress and Cancer Link: 'Master-Switch' Stress Gene Enables Cancer's Spread," ScienceDaily (Aug 2013). www.sciencedaily. com/releases/2013/08/130822194143.htm (accessed Apr 2018).
5. L. S. Berk et al, "Modulation of Neuroimmune Parameters During the Eustress of Humor-Associated Mirthful Laughter," Alternative Therapies in Health and Medicine 7.2 (Mar 2001): 62–72, 74–76. https://www.ncbi.nlm.nih. gov/pubmed/11253418 (accessed May 2018).
6. Daisy Fancourt et al, "Singing Modulates Mood, Stress, Cortisol,Cytokine and Neuropeptide Activity in Cancer Patients and Carers," Ecancermedicalscience 10 (Apr 2016): 631. https://www.ncbi.nlm.nih.gov/pmc/articles/PMC4854222/ (accessed Apr 2018).

第十章

1. W. A. Brown, "Expectation, the Placebo Effect and the Response to Treatment," Rhode Island Medical Journal 98.5 (May 2015): 19–21. https://www.ncbi.nlm.nih.gov/pubmed/25938400 (accessed May 2018).

2. K. Wartolowska et al, "Use of Placebo Controls in the Evaluation of Surgery:Systematic Review," BMJ 348 (May 2014): g3253. https://www.ncbi.nlm.nih.gov/pubmed/24850821 (accessed May 2018).

第十一章

1. Gabrielle Glaser, "Unfortunately, Doctors Are Pretty Good at Suicide," NCP Journal of Medicine (Aug 2015). https://www.ncnp.org/journal-ofmedicine/1601-unfortunately-doctors-are-pretty-good-at-suicide.html (accessed Apr 2018).
2. Nicholas A. Yaghmour et al, "Causes of Death of Residents in ACGMEAccredited Programs 2000-2014: Implications for the Learning Environment," Academic Medicine 92.7 (May 2017): 976–83. https://www.ncbi.nlm.nih.gov/pmc/articles/PMC5483979/ (accessed Apr 2018).
3. Keith H. Berge, Marvin D. Seppala, and Agnes M. Schipper, "Chemical Dependency and the Physician," Mayo Clinic Proceedings 84.7 (Jul 2009): 625–31. http://www.mayoclinicproceedings.org/article/S0025-6196(11)60751-9/fulltext (accessed Apr 2018).
4. Barbara Starfi eld, "Is US Health Really the Best in the World?" JAMA 284.4 (Jul 2000): 483–85. https://jamanetwork.com/journals/jama/articleabstract/192908?redirect=true (accessed Apr 2018).
5. Vanessa McMains, "Johns Hopkins Study Suggests Medical Errors Are Third-Leading Cause of Death in U.S.," HUB (May 2016). https://hub.jhu. edu/2016/05/03/medical-errors-third-leading-cause-of-death/ (accessed Apr 2018).
6. Donald W. Light, Joel Lexchin, and Jonathan J. Darrow, "Institutional Corruption of Pharmaceuticals and the Myth of Safe and Effective Drugs," The Journal of Law, Medicine & Ethics 41.3 (Oct 2013): 590–600. http://journals.sagepub.com/doi/abs/10.1111/jlme.12068 (accessed Apr 2018).
7. Michael O. Schroeder, "Death by Prescription," U.S. News & World Report (Sep 2016). https://health.usnews.com/health-news/patient-advice/ articles/2016-09-27/the-danger-in-taking-prescribed-medications (accessed Apr 2018).
8. John T. James, "A New, Evidence-Based Estimate of Patient Harms Associated with Hospital Care," Journal of Patient Safety 9.3 (Sep 2013): 122–28. https://www.ncbi.nlm.nih.gov/pubmed/23860193 (accessed Apr 2018).
9. Gary Null et al, "Death by Medicine," WebDC (2004). http://www.webdc.com/pdfs/deathbymedicine.pdf (accessed Apr 2018).
10. Gary Null et al, "Death by Medicine," Life Extension Magazine (2004). http://www.lifeextension.com/Magazine/2004/3/awsi_death/Page-02 (accessed Apr 2018).
11. Matthew Semler et al, "Balanced Crystalloids versus Saline in Critically Ill Adults," The New England Journal of Medicine 378.9 (Mar 2018): 829–839. https://www.nejm.org/doi/full/10.1056/NEJMoa1711584; https://www.ncbi. nlm.nih.gov/pubmed/29485925 (accessed May 2018).
12. Michelle Castillo, "Study Shows Annual Mammograms Don't Save Lives," CBS News (Feb 2014). https://www.cbsnews.com/news/canadian-studyshows-annual-mammograms-dont-reduce-breast-cancer-death-rate/ (accessed Apr 2018).
13. Archie Bleyer and H. Gilbert Welch, "Effect of Three Decades of Screening Mammography on Breast-Cancer Incidence," The New England Journal of Medicine 367 (Nov 2012): 1998–2005. http://www.nejm.org/doi/full/10.1056/NEJMoa1206809 (accessed Apr 2018).
14. Louise Davies and H. Gilbert Welch, "Current Thyroid Cancer Trends in the United States," JAMA Otolaryngology-Head & Neck Surgery 140.4 (Apr 2014): 317–22. https://jamanetwork.com/journals/jamaotolaryngology/articleabstract/ 1833060 (accessed Apr 2018).
15. Laura J. Esserman, Ian M. Thompson Jr., and Brian Reid, "Overdiagnosis and Overtreatment in Cancer: An Opportunity for Improvement," JAMA 310.8 (Jul 2013): 797–98. https://pdfs.semanticscholar.org/d900/94298f78dd2623025064732548580601 26fb.pdf (accessed Apr 2018).
16. Edward F. Patz et al, "Overdiagnosis in Low-Dose Computed Tomography Screening for Lung Cancer," JAMA 174.2 (Jul 2014): 269–74. https://www.ncbi.nlm.nih.gov/pmc/articles/PMC4040004/.
17. Jane C. Weeks et al, "Patients' Expectations about Effects of Chemotherapy for Advanced Cancer," The New England Journal of Medicine 367 (Oct 2012): 1616–25. http://www.nejm.org/doi/full/10.1056/NEJMoa1204410 (accessed Apr 2018).
18. Candice M. Wenzell et al, "Outcomes in Obese and Overweight Acute Myeloid Leukemia Patients Receiving Chemotherapy Dosed According to Actual Body Weight," American Journal of Hematology 88.10 (Oct 2013): 906–9. https://www.ncbi.nlm.nih.gov/pubmed/23828018 (accessed Apr 2018).
19. Ulrich Abel, "Chemotherapy of Advanced Epithelial Cancer–A Critical Review," Journal of Biomedicine and Pharmacotherapy 46.10 (Feb 1992): 439–52. https://www.ncbi.nlm.nih.gov/pubmed/1339108 (accessed Apr 2018).
20. "Lung Cancer Fact Sheet," American Lung Association (2016), http://www.lung.org/lung-health-and-diseases/lung-disease-lookup/lung-cancer/resourcelibrary/lung-cancer-fact-sheet.html (accessed Apr 2018).
21. National Cancer Institute, "SEER Cancer Statistics Review, 1975–2013," NIH (Sep 2016). https://seer.cancer.gov/archive/csr/1975_2013/ (accessed Apr 2018).
22. Hesborn Wao et al, "Survival of Patients with Non-Small Cell Lung Cancer Without Treatment: A Systematic Review and Meta-Analysis," Systematic Reviews 2 (Feb 2013): 10. https://www.ncbi.nlm.nih.gov/pmc/articles/PMC3579762/ (accessed Apr 2018).
23. N. Bernards et al, "No Improvement in Median Survival for Patients with Metastatic Gastric Cancer Despite Increased Use of Chemotherapy," Annals of Oncology 24.12 (Dec 2013): 3056–60. https://academic.oup.com/annonc/article/24/12/3056/172397 (accessed Apr 2018).
24. Holly G. Prigerson et al, "Chemotherapy Use, Performance Status, and Quality of Life at the End of Life," JAMA Oncology 1.6 (Jul 2015): 778–84. https://www.ncbi.nlm.nih.gov/pubmed/26203912 (accessed Apr 2018).

第十二章

1. R. Jeffrey Smith and Jeffrey H. Birnbaum, "Drug Bill Demonstrates Lobby's Pull," Washington Post (Jan 2007). http://www.washingtonpost.com/wp-dyn/content/article/2007/01/11/AR2007011102081.html (accessed Apr 2018).
2. Gardiner Harris, "Waste in Cancer Drugs Costs $3 Billion a Year, a Study Says," The New York Times (Mar 2016). https://www.nytimes.com/2016/03/01/health/waste-in-cancer-drugs-costs-3-billion-a-year-a-studysays. html (accessed Apr 2018).
3. Jackie Judd, "Taxpayers End Up Funding Drug Companies," ABC News (Jun 2012). http://abcnews.go.com/WNT/YourMoney/story?id=129651 (accessed Apr 2018).
4. M. D. Kesselheim et al, "The High Cost of Prescription Drugs in the United States Origins and Prospects for Reform," JAMA 316.8 (Aug 2016): 858–71. https://www.ncbi.nlm.nih.gov/pubmed/27552619 (accessed Apr 2018).

5. Marcia Angell, "Drug Companies and Doctors: A Story of Corruption," The New York Review of Books (Jan 2009). http://www.nybooks.com/articles/archives/2009/jan/15/drug-companies-doctorsa-story-of-corruption/(accessed Apr 2018).
6. Centers for Disease Control and Prevention, "Prescription Painkiller Overdoses in the US," CDC (Nov 2011). http://www.cdc.gov/vitalsigns/PainkillerOverdoses/index.html (accessed Apr 2018).
7. Irving Kirsch, "Antidepressants and the Placebo Effect," Zeitschrift Für Psychologie 222.3 (2014): 128–34. https://www.ncbi.nlm.nih.gov/pmc/articles/PMC4172306/ (accessed Apr 2018).
8. C. Glenn Begley and Lee M. Ellis, "Drug Development: Raise Standards for Preclinical Cancer Research," Nature 483 (Mar 2012): 531–33. https://www.ncbi.nlm.nih.gov/pubmed/22460880 (accessed Apr 2018).
9. Sharon Begley, "In Cancer Science, Many 'Discoveries' Don't Hold Up," Reuters (Mar 2012). https://www.reuters.com/article/us-science-cancer/in-cancer-science-many-discoveries-dont-hold-up-idUSBRE82R12P20120328 (accessed Apr 2018).
10. Florian Prinz, Thomas Schlange, and Khusru Asadullah, "Believe It or Not: How Much Can We Rely on Published Data on Potential Drug Targets?" Nature Reviews Drug Discovery 10.9 (Aug 2011): 712. http://www.nature.com/articles/nrd3439-c1 (accessed Apr 2018).
11. Daniele Mandrioli, Cristin E Kearns, and Lisa A. Bero, "Relationship Between Research Outcomes and Risk of Bias, Study Sponsorship, and Author Financial Confl icts of Interest in Reviews of the Effects of Artifi cially Sweetened Beverages on Weight Outcomes: A Systematic Review of Reviews," PLoS ONE 11.9 (Sep 2016): e0162198. http://journals.plos.org/plosone/article?id=10.1371/journal.pone.0162198 (accessed Apr 2018).
12. 1C. Ferric et al, "Misconduct Accounts for the Majority of Retracted Scientifi c Publications," Proceedings of the National Academy of Sciences 109.42 (Sep 2012): 17028–33. http://www.pnas.org/content/109/42/17028 (accessed Apr 2018).
13. Richard Horton, "Offl ine: What is Medicine's 5 Sigma?" The Lancet 385.9976 (Apr 2015): 1380. http://www.thelancet.com/journals/lancet/article/PIIS0140-6736(15)60696-1/fulltext (accessed Apr 2018).
1514. Angell, "Drug Companies and Doctors: A Story of Corruption."
Hope S. Rugo et al, "Randomized Phase III Trial of Paclitaxel Once Per Week Compared With Nanoparticle Albumin-Bound Nab-Paclitaxel Once Per Week or Ixabepilone With Bevacizumab As First-Line Chemotherapy for Locally Recurrent or Metastatic Breast Cancer: CALGB 40502/NCCTG N063H (Alliance)," Journal of Clinical Oncology 33.21 (2014): 2361–69. https://www.ncbi.nlm.nih.gov/pubmed/26056183 (accessed Apr 2018).
16. "Study Confi rms Taxol Better Than Ixempra or Abraxane for Locally Advanced or Metastatic Disease," BreastCancer.org (Jun 2015). http://www.breastcancer.org/research-news/taxol-better-than-ixempra-or-abraxane (accessed Apr 2018).
17. Courtney Davis et al, "Availability of Evidence of Benefi ts on Overall Survival and Quality of Life of Cancer Drugs Approved by European Medicines Agency: Retrospective Cohort Study of Drug Approvals 2009–13," BMJ 359 (Oct 2017). https://www.bmj.com/content/359/bmj.j4530 (accessed Apr 2018).
18. "No Clear Evidence That Most New Cancer Drugs Extend or Improve Life." BMJ Newsroom (Oct 2017). http://www.bmj.com/company/newsroom/no-clear-evidence-that-most-new-cancer-drugs-extend-or-improve-life/(accessed Apr 2018).
19. Margaret Hamburg, "FDA Pulls Approval for Avastin in Breast Cancer," Cancer Discovery (Nov 2011). http://cancerdiscovery.aacrjournals.org/content/candisc/early/2011/11/21/2159-8290.CD-ND112311OL-08.full.pdf (accessed Apr 2018).
20. Vishal Ranpura, Sanjaykumar Hapani, and Shenhong Wu, "Treatment-Related Mortality with Bevacizumab in Cancer Patients: A Meta-Analysis,"JAMA 305.5 (2011): 487–94. https://jamanetwork.com/journals/jama/fullarticle/645368 (accessed Apr 2018).
21. National Cancer Institute, "When Combined with Chemotherapy, Bevacizumab is Associated with Increased Risk of Death," NCI (Mar 2011). https://www.cancer.gov/types/colorectal/research/bevacizumab-severe-sideeffects (accessed Apr 2018).
22. Ed Silverman, "Drug Makers Pay $67 Million for Misleading Docs About Cancer Drug Survival Data," STAT News (Jun 2016). https://www.statnews. com/pharmalot/2016/06/06/drug-makers-pay-67m-misleading-docs-cancerdrug-survival-data/ (accessed Apr 2018).
23. Offi ce of Public Affairs, "Pharmaceutical Companies to Pay $67 Million To Resolve False Claims Act Allegations Relating to Tarceva," United States Department of Justice (Jun 2016). https://www.justice.gov/opa/pr/pharmaceutical-companies-pay-67-million-resolve-false-claims-actallegations-relating-tarceva (accessed Apr 2018).
24. Morgan, Graeme, Robyn Ward and Michael Barton, "The Contribution of Cytotoxic Chemotherapy to 5-Year Survival in Adult Malignancies," Journal of Clinical Oncology 16.8 (2004): 549–60. http://www.clinicaloncologyonline. net/article/S0936-6555(04)00222-5/abstract (accessed Apr 2018).
25. Chris Kahlenborn et al, "Oral Contraceptive Use as a Risk Factor for Premenopausal Breast Cancer: A Meta-Analysis," Mayo Clinic Proceedings 81.10 (Oct 2006): 1290–302. https://www.ncbi.nlm.nih.gov/pubmed/17036554 (accessed Apr 2018).
26. Yu Sun et al, "Treatment-Induced Damage to the Tumor Microenvironment Promotes Prostate Cancer Therapy Resistance Through WNT16B," Nature Medicine 18.9 (Sep 2012): 1359–68. https://www.ncbi.nlm.nih.gov/pmc/articles/PMC3677971/ (accessed Apr 2018).
27. Beth Israel Deaconess Medical Center, "Double-Edged Sword: Killing Cancer Cells Can Also Drive Tumor Growth," EurekAlert! (Nov 2017). https://www. eurekalert.org/pub_releases/2017-11/bidm-dsk113017.php (accessed Apr 2018).
28. Gali Weinreb, "Research: Chemotherapy Can Cause Metastasis," Globes (Dec 2016). http://www.globes.co.il/en/article-technion-research-fi ndschemotherapy-can-cause-metastasis-1001164952 (accessed Apr 2018).
29. Fred Hutchinson Cancer Research Center, "Long-Term Tamoxifen Use Increases Risk of an Aggressive, Hard to Treat Type of Second Breast Cancer," ScienceDaily (Aug 2009). https://www.sciencedaily.com/releases/2009/08/090825150954.htm (accessed Apr 2018).
30. Christina Izzo, "Weighing the Risks and Benefi ts of Tamoxifen as Chemoprevention in High-Risk Women," Cancer Updates, Research & Education (Jan 2015). https://www.curetoday.com/articles/weighing-therisks-and-benefi ts-of-tamoxifen-as-chemoprevention-in-high-risk-women (accessed Apr 2018).
31. Shezad Malik, "Taxotere Permanent Hair Loss Lawsuit," The Legal Examiner (Mar 2016). http://fortworth.legalexaminer.com/fda-prescription-drugs/taxotere-permanent-hair-loss-lawsuit/ (accessed Apr 2018).
32. Nathan Gay and Vinay Prasad, "Few People Actually Benefi t from 'Breakthrough' Cancer Immunotherapy," STAT News (Mar 2017). https://www.statnews.com/2017/03/08/immunotherapy-cancer-breakthrough/ (accessed Apr 2018).
33. James Larkin, "Combined Nivolumab and Ipilimumab or Monotherapy in Untreated Melanoma," The New England Journal of Medicine 373.1 (Jul 2015): 23–34. http://www.nejm.org/doi/full/10.1056/NEJMoa1504030 (accessed Apr 2018).
3534. Zosia Chustecka, "New Immunotherapy Costing $1 Million a Year," Medscape (Jun 2015). https://www.medscape.com/viewarticle/845707 (accessed Apr 2018).
Megan Molteni, "The Most Promising Cancer Treatments in a Century Have Arrived—But Not for Everyone," Wired (Nov 2017). https://www.wired.com/story/cancer-immunotherapy-has-arrived-but-not-for-everyone/ (accessed Apr 2018).

36. Janet M. Busey et al, “Patient Knowledge and Understanding of Radiation from Diagnostic Imaging,” JAMA Internal Medicine 173.3 (Feb 2013): 239–41. https://jamanetwork.com/journals/jamainternalmedicine/fullarticle/1487286 (accessed Apr 2018).
37. “Radiation Dose in X-Ray and CT Exams,” Radiology Info (Feb 2017). https://www.radiologyinfo.org/en/info.cfm?pg=safety-xray (accessed Apr 2018).
38. Andrew J. Einstein, “Beyond the Bombs: Cancer Risks from Low-Dose Medical Radiation,” Lancet 380.9840 (Jun 2012): 455–57. https://www.ncbi.nlm.nih.gov/pmc/articles/PMC3674023/ (accessed Apr 2018).
39. Amy Berrington de Gonzalez et al, “Projected Cancer Risks from Computed Tomographic Scans Performed in the United States in 2007,” JAMA Internal Medicine 169.22 (Dec 2009): 2071–77. https://www.ncbi.nlm.nih.gov/pubmed/20008689 (accessed Apr 2018).
40. David B. Larson et al, “Rising Use of CT in Child Visits to the Emergency Department in the United States, 1995–2008,” Radiology 259.3 (Jun 2011): 793–801. https://www.ncbi.nlm.nih.gov/pubmed/21467249 (accessed Apr 2018).
41. Mark S. Pearce, “Radiation Exposure from CT Scans in Childhood and Subsequent Risk of Leukaemia and Brain Tumours: A Retrospective Cohort Study,” Lancet 380.9840 (Aug 2012): 499–505. http://www.thelancet.com/journals/lancet/article/PIIS0140-6736(12)60815-0/abstract (accessed Apr 2018).
42. Geoffrey R. Oxnard et al, “Variability of Lung Tumor Measurements on Repeat Computed Tomography Scans Taken Within 15 Minutes,” Journal of Clinical Oncology 29.23 (Jul 2011): 3114–19. https://www.ncbi.nlm.nih.gov/pmc/articles/PMC3157977/ (accessed Apr 2018).
43. Carrie Printz, “Radiation Treatment Generates Therapy-Resistant Cancer Stem Cells from Less Aggressive Breast Cancer Cells,” Cancer 118.13 (Jun 2012): 3225. https://onlinelibrary.wiley.com/doi/full/10.1002/cncr.27701 (accessed Apr 2018).
44. Chann Lagadec et al, “Radiation-Induced Reprogramming of Breast Cancer Cells,” Stem Cells 30.5 (May 2012): 833–44. https://www.ncbi.nlm.nih.gov/pmc/articles/PMC3413333/ (accessed Apr 2018).
45. Syed Wamique Yusuf, Shehzad Sami, and Iyad N. Daher, “Radiation-Induced Heart Disease: A Clinical Update,” Cardiology Research and Practice 2011 (Dec 2010): 317659. https://www.hindawi.com/journals/crp/2011/317659/(accessed Apr 2018).
46. Manisha Palta et al, “The Use of Adjuvant Radiotherapy in Elderly Patients with Early-Stage Breast Cancer: Changes in Practice Patterns After Publication of Cancer and Leukemia Group B 9343,” Cancer 121.2 (Jan 2015): 188–93. https://www.ncbi.nlm.nih.gov/pubmed/25488523 (accessed Apr 2018).
47. Elizabeth B. Claus et al, “Dental X-Rays and Risk of Meningioma,” Cancer 118.18 (Apr 2012): 4530–37. https://www.ncbi.nlm.nih.gov/pmc/articles/ PMC3396782/ (accessed Apr 2018).
48. American Dental Association Council on Scientifi c Affairs, “The Use of Dental Radiographs: Update and Recommendations.” Journal of the American Dental Association 137.9 (Sep 2006): 1304–12. http://jada.ada.org/article/S0002-8177(14)64322-1/fulltext (accessed Apr 2018).

第十三章

1. Louis S. Goodman et al, “Nitrogen Mustard Therapy: Use of Methyl-Bis(Beta-Chloroethyl)amine Hydrochloride and Tris(Beta-Chloroethyl) amine Hydrochloride for Hodgkin's Disease, Lymphosarcoma, Leukemia and Certain Allied and Miscellaneous Disorders,” JAMA 132.3 (Sep 1946): 126–32. https://jamanetwork.com/journals/jama/articleabstract/288442?redirect=true (accessed Apr 2018).
2. Tom Reynolds, “Salary a Major Factor for Academic Oncologists, Study Shows,” Journal of the National Cancer Institute 93.7 (Apr 2001): 491. https://academic.oup.com/jnci/article/93/7/491/2906507 (accessed Apr 2108).
3. Mireille Jacobsone et al, “How Medicare’s Payment Cuts for Cancer Chemotherapy Drugs Changed Patterns of Treatment,” Health Affairs 29.7 (Jul 2010): 1394–402. https://www.healthaffairs.org/doi/abs/10.1377/hlthaff.2009.0563 (accessed Apr 2018).
4. Jean M. Mitchell, “Urologists’ Use of Intensity-Modulated Radiation Therapy for Prostate Cancer,” New England Journal of Medicine 369.17 (Oct 2013): 1629–637. http://www.nejm.org/doi/full/10.1056/NEJMsa1201141 (accessed Apr 2018).
5. Lee N. Newcomer, “Changing Physician Incentives for Affordable, Quality Cancer Care: Results of an Episode Payment Model.” Journal of Oncology Practice 10 (Jul 2014): 322–26. http://ascopubs.org/doi/abs/10.1200/jop.2014.001488 (accessed Apr 2018).
6. Matthew Herper, “The Truly Staggering Cost of Inventing New Drugs,” Forbes (Feb 2012). https://www.forbes.com/sites/matthewherper/2012/02/10/thetruly- staggering-cost-of-inventing-new-drugs/#41ee3fa44a94 (accessed Apr 2018).
7. Rosie Taylor and Jim Giles,” Cash Interests Taint Drug Advice,” Nature 437 (Oct 2005): 1070–71. http://www.nature.com/articles/4371070a (accessed Apr 2018).
8. Caroline Riveros et al, “Timing and Completeness of Trial Results Posted at ClinicalTrials.gov and Published in Journals,” PLoS Medicine 10.12 (Dec 2013): e1001566. http://journals.plos.org/plosmedicine/article?id=10.1371/journal.pmed.1001566 (accessed Apr 2018).
9. Bob Grant, “Merck Published Fake Journal,” The Scientist Magazine (Apr 2009). https://www.the-scientist.com/?articles.view/articleNo/27376/title/Merck-published-fake-journal/ (accessed Apr 2018).
10. Jim Edwards, “Merck Created Hit List to ‘Destroy,’ ‘Neutralize’ or ‘Discredit’ Dissenting Doctors,” CBS News (May 2009). https://www.cbsnews.com/news/merck-created-hit-list-to-destroy-neutralize-or-discredit-dissenting-doctors/ (accessed Apr 2018).
11. Laura B. Vater et al, “Trends in Cancer-Center Spending on Advertising in the United States, 2005 to 2014,” JAMA Internal Medicine 176.8 (Aug 2016): 1214–16.https://jamanetwork.com/journals/jamainternalmedicine/fullarticle/2532786 (accessed Apr 2018).
12. Laura B. Vater et al, “What Are Cancer Centers Advertising to the Public? : A Content Analysis,” Annals of Internal Medicine 160.12 (Jun 2014): 813–20. https://www.ncbi.nlm.nih.gov/pmc/articles/PMC4356527/ (accessed Apr 2018).
13. Scott D. Ramsey et al, “Washington State Cancer Patients Found to Be at Greater Risk for Bankruptcy Than People without a Cancer Diagnosis.” Health Affairs 32.6 (May 2013): 1143–52. https://www.ncbi.nlm.nih.gov/ pmc/articles/PMC4240626/ (accessed Apr 2018).

第十四章

1. Michael J. Thun and Ahmedin Jemal, “How Much of the Decrease in Cancer Death Rates in the United States Is Attributable to Reductions in Tobacco Smoking?” Tobacco Control 15.5 (Oct 2006): 345–47. https://www.ncbi.nlm. nih.gov/pmc/articles/PMC2563648/ (accessed Apr 2018).
2. Peter M. Ravdin et al, “The Decrease in Breast-Cancer Incidence in 2003 in the United States,” The New England Journal of Medicine 356.16 (Apr 2007): 1670–74. http://www.

nejm.org/doi/full/10.1056/NEJMsr070105 (accessed Apr 2018).

3. Collaborative Group on Epidemiological Studies of Ovarian Cancer,"Menopausal Hormone Use and Ovarian Cancer Risk: Individual Participant Meta-Analysis of 52 Epidemiological Studies," The Lancet 385.9980 (May 2015): 1835–42. https://www.ncbi.nlm.nih.gov/pubmed/25684585 (accessed Apr 2018).
4. Odette Wegwarth, Wolfgang Gaissmaier, and Gerd Gigerenzer,"Deceiving Numbers: Survival Rates and Their Impact on Doctors' Risk Communication," Medical Decision Making 31.3 (Dec 2010): 386–94. http://journals.sagepub.com/doi/abs/10.1177/0272989X10391469 (accessed Apr 2018).
5. Steven A. Narod et al, "Breast Cancer Mortality After a Diagnosis of Ductal Carcinoma in Situ," JAMA Oncology 1.7 (Oct 2015): 888–96. https://www. ncbi.nlm.nih.gov/pubmed/26291673 (accessed Apr 2018).
6. Allison W. Kurian, "Recent Trends in Chemotherapy Use and Oncologists' Treatment Recommendations for Early-Stage Breast Cancer," Journal of the National Cancer Institute (Dec 2017): djx239. http://ascopubs.org/doi/abs/10.1200/JCO.2017.35.15_suppl.541 (accessed Apr 2018).
7. Fatima Cardoso et al. "70-Gene Signature as an Aid to Treatment Decisions in Early-Stage Breast Cancer," The New England Journal of Medicine 375 (Aug 2016): 717–29. http://www.nejm.org/doi/full/10.1056/NEJMoa1602253 (accessed Apr 2018).

我這樣做，戰勝了癌症

一個普通人如何從內而外改變體質，真正打造出抗癌性

Chris Beat Cancer
A Comprehensive Plan for Healing Naturally

作者　克里斯・沃克（Chris Wark）
譯者　王姿云
責任編輯　曾婉瑜
封面設計　周家瑤
版面構成　賴姵伶
行銷企劃　陳羽杉

發行人　王榮文
出版發行　遠流出版事業股份有限公司
地址　104005 台北市中山區中山北路 1 段 11 號 13 樓
客服電話　02-2571-0297
傳真　02-2571-0197
著作權顧問　蕭雄淋律師

2024 年 8 月 1 日　初版一刷
定價 新台幣 399 元（如有缺頁或破損，請寄回更換）

ISBN 978-626-361-730-8
遠流博識網 http://www.ylib.com E-mail: ylib@ylib.com

國家圖書館出版品預行編目 (CIP) 資料

我這樣做，戰勝了癌症 / 克里斯 . 沃克 (Chris Wark) 著 ; 王姿云譯 . -- 初版 . -- 臺北市 : 遠流出版事業股份有限公司 , 2024.08
面 ;　公分
譯自 : Chris beat cancer : a comprehensive plan for healing naturally
ISBN 978-626-361-730-8(平裝)
1.CST: 癌症 2.CST: 食療 3.CST: 健康飲食
417.8　　　113007220